はじめに

　歯科学は100年以上前から欧米を中心に発展し，日本の歯科大学あるいは大学歯学部はひたすら欧米の歯科学の進歩の果実を輸入して享受してきました．しかし，しばしば誤った内容が修正されることなく広まりました．一般的に，日本人は欧米から輸入された文化や学問を無批判に受け入れる傾向が強いようです．批判的に考えるという教育が足りないのでしょう．

　歴史を振り返れば，100年以上前から米国で冠橋義歯治療が行われており，日本では400年以上も前に総義歯が作製されています．歯を抜いて義歯に置き換えるという「置換医療」です．一方，う蝕や歯周病に罹患した患歯を保存して機能させる治療である歯内療法および歯周治療は戦後から発展しましたが，日本の歯科大学の原型が100年前の米国における「技工士学校型の歯科大学」をモデルとして設置され，その後も歯学部組織のスクラップ・アンド・ビルドが適切に行われなかったため，歯を保存する治療技術に長けた歯科医師が育成されにくかったのかもしれません．

　四半世紀前，筆者が英国グラスゴー大学歯学部で所属したAdult Dental Care講座には修復，歯内療法学，歯周病学および補綴学が含まれていました．またChild Dental Care講座には矯正，小児歯科および予防歯科学が含まれていました．残りはOral Surgery and Medicine（口腔外科学および口腔内科学）講座とOral Science（基礎系歯学）講座の2講座で，歯学部全体で4講座だけでした．歯科学や歯科治療の枠組みは国によって異なりますが，臨床系の講座は小児，成人および高齢者の歯科治療程度の分け方で問題ありません．おそらく，保存や補綴という枠組みは日本の歯学部から消えていくでしょう．

　歯周治療は，患者教育に始まって，感染源の除去，リスク因子の軽減，咬合機能の回復，歯列不正の改善，歯周病患者の口腔インプラント治療，高齢者の口腔ケアといった成人の歯科治療の必要領域を網羅しています．歯科医療には専門医制度は馴染まないとか，総合医としての専門医の必要性が議論されますが，成人に対する歯科治療において歯周治療学は中心的な役割を担うと考えています．

　歯周病学および歯周治療学は過去50年間で急成長しました．とりわけ，過去20年間における歯周医学の進歩にともなって，医科歯科連携の機運が高まり，歯周病が全身の健康を害する疾患であることが知られるようになりました．歯周病と2型糖尿病の双方向的な関係，心血管疾患や誤嚥性肺炎の原因になることが明らかになったことで，医科あるいは社会から歯科医師に対する歯周病の予防と治療の要求がより一層高まるでしょう．歯周病学を知らない，あるいは歯周治療ができない歯科医師は評価されないばかりか，医療人としての基本姿勢を問われかねないでしょう．

　筆者は2015年に拙書「考えるエンドドンティクス 根管形成と根管充填の暗黙知と形式知」を上梓し，根管治療の臨床における「暗黙知」を書籍という「形式知」への転換を試みました．今回，本書でも歯周治療に不可欠な「術」を習得するための法則化を目指し，歯周治療における「暗黙知」を

「形式知」へと転換することを目的にしています．そのためPart 1では歯周治療の「技」を習得する方法と理論を具体的に解説し，Part 2では歯周治療の熟達化を図る方略と臨床術式を追求しています．Part 3には「考えるエンドドンティクス」と同様にPart 1，2の内容を確実に把握するために，また自分の弱点を克服するために「本書の理解度確認テスト」を設けています．

医療は「Art and Science(「術」と「科学」)」と言われます．歯周治療は患者の弱い患部を歯科医師と患者が協力し合って治し長期的な予後を確保するための「術」であり，科学になりにくい部分が多々あります．科学的な検討に基づくエビデンスの集積が今後も必要であることは論を待ちませんが，歯周治療における「術」を科学することができれば，歯周治療学はより一層普及するでしょう．

先人たちが試行錯誤を繰り返して確立した治療法を適切に指導すれば，5年程度でたいていの歯周治療を習得できるでしょう．個人的には，歯周治療もインプラント治療も技術的にほぼピークに達しているように感じます．これから歯周治療を学ぶ歯科医師，ベテランの歯科医師で，最新の歯周病学および歯周治療学を学びたいとお考えの先生方に本書を読んでいただければ幸いです．

筆者が卒後に学んだ岡山大学歯学部歯科保存学第二講座(通称，二保存)では，村山洋二先生(現岡山大学名誉教授)の薫陶，「歯科医師には『品位と威厳』が必要である」という意識で行動していました．価値観の多様化，多職種連携および歯科医療の高度化にともない歯科医師にはより一層の「品位と威厳」が求められていますが，その原動力は「科学する心」「自分の頭で考えること」「知的好奇心」「利他の精神」「新しい領域を切り開くという野心」ではなかったかと思います．

最後に，本書執筆の機会を与えて下さったクインテッセンス出版株式会社の北峯康充社長，第2書籍編集部の大塚康臣氏に心より感謝申し上げます．

2018年2月
高橋慶壮

目次

はじめに・・・2

著者略歴・・・6

Part 1　歯周治療実践のための暗黙知と形式知・・・7

No.1　歯科医学と歯科臨床・・・8
No.2　治療法の根拠を疑う・・・12
No.3　メンターに真似ぶ・・・16
No.4　歯周病学と歯周治療学・・・20
No.5　歯周疾患の病因論・・・26
No.6　歯周治療の腕前と教えるべき理論と実践・・・30
No.7　EBMとその落とし穴・・・36
No.8　歯周治療のNBM・・・40
No.9　歯周治療の定石・・・44
No.10　診断とは何をすることか？
　　　　―診断に必要な臨床推論―・・・48

Part 2　歯周治療実践のための確かな治療法の選択と失敗の原因検証・・・57

No.11　歯周治療を始める前に知っておくべきこと・・・58
No.12　歯周疾患の進行と検査・・・66
No.13　診断的治療（外科的診断）・・・72

No.14　プラークコントロール・・・76
No.15　スケーリングとルートプレーニング・・・79
No.16　歯周基本治療後の再評価・・・82
No.17　暫間固定と咬合調整・・・84
No.18　麻酔・切開・剥離・デブライドメント・縫合
　　　　―手技と使用器具―・・・88
No.19　歯周外科治療・・・94
No.20　歯周組織再生療法・・・100
No.21　歯周形成外科・・・102
No.22　口腔インプラント治療・・・110
No.23　包括的歯周治療・・・120
No.24　ハイリスク部位，ハイリスク患者への対処法・・・134
No.25　そのSPTの根拠を疑え・・・142

Part 3　本書の理解度確認テスト・・・147

問題・・・148
正解と解説・・・154

索引・・・158

装丁：サン美術印刷株式会社
イラスト：飛田　敏／山川宗夫

著者略歴

髙橋慶壯（たかはし　けいそう）

1988年	岡山大学歯学部歯学科卒業
1992年	岡山大学大学院歯学研究科修了　博士（歯学）
1992年	岡山大学歯学部附属病院助手
1993年	英国グラスゴー大学歯学部（post-doctoral research fellow）
1993年	英国グラスゴー大学歯学部附属病院（honorary senior house officer）
1996年	岡山大学歯学部助手
1997年	日本歯周病学会奨励賞受賞
1999年	明海大学歯学部歯周病学講座講師
2001年	日本歯科保存学会奨励賞受賞
2003年	明海大学歯学部機能保存回復学講座歯内療法学分野講師
2006年	明海大学歯学部機能保存回復学講座歯内療法学分野助教授
2007年	松本歯科大学総合歯科医学研究所硬組織疾患制御再建学部門教授
2007年	奥羽大学歯学部歯科保存学講座歯周病学分野教授

現在に至る

所属学会など

日本歯周病学会・常任理事（口腔インプラント委員会委員長），日本歯科保存学会・常任理事，日本顎咬合学会・指導医，米国歯周病学会会員，国際歯科研究学会会員，日本歯内療法学会会員

主な著書

臨床歯内療法学 − JHエンドシステムを用いて −（共著・クインテッセンス出版・2005年）／歯内療法失敗回避のためのポイント47 − なぜ痛がるのか，なぜ治らないのか −（クインテッセンス出版・2008年）／歯周治療失敗回避のためのポイント33 − なぜ歯周炎が進行するのか，なぜ治らないのか −（クインテッセンス出版・2011年）／考えるエンドドンティクス − 根管形成と根管充填の暗黙知と形式知 −（クインテッセンス出版・2015年）など

Part 1

歯周治療実践のための暗黙知と形式知

Part 1

No.1 歯科医学と歯科臨床

a. 歯科医学は未成熟科学

　学部学生時代に複数の教授から「歯科医師は科学者でなければならない」という話を何度となく聞きました．今，歯科医師になって臨床，研究および教育を主な仕事にしていますが，約30年経っても歯科医師と科学者あるいは科学する者という立場について思案します．

　科学を信頼性のレベルに応じて第一種(占い，超能力，超科学)から第三種疑似科学(複雑系，地球環境問題，プリオン説，電磁波の影響)に分類した書籍によれば，医学および歯科はいまだ第三種疑似科学で「未成熟科学」と定義されます[1]．歯周疾患は「口腔内の複数の細菌による感染によって発症・進行する多因子性の慢性炎症性疾患」と定義されます(**図1-1**)[2]．

　そこで本書ではわれわれ歯科医師が学問的根拠にしている歯科医学の科学性，歯周病学および歯周治療学から学ぶべき知識，知恵，治療概念および臨床現場での実践方法におけるヒントをまとめました．

b. 歯科臨床は経験と科学に基づく「術」である

　「歯科医学は科学だから，誰が治療しても同じ結果が出ないといけない」と主張する先生がいますが，筆者は違うと思います．歯科医学(科学)と歯科治療(術)とは次元が異なります．歯周病学(科学)と歯周治療学(術)が異なる学問分野であるのと同じです．「術」は臨床経験や先人による試行錯誤の結果として構築されてきましたが，「術」を「科学」することが必ずしも上手く行われてきたわけではありません．「術」を軽視したのか，科学することが困難と考えたのかもしれません．

　歯周治療学における「術」はいまだにクローズドされた世界で伝えられています．多くの歯科医師は，術の根拠(科学)である原著論文を読んでいないため，雑誌や講習会で得た知識と自己流の手技で臨床を行っており，しばしば誤謬が生じます．

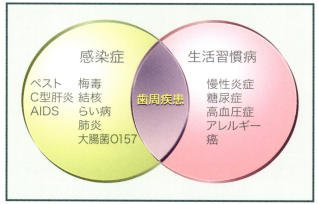

図1-1 歯周疾患は古典的な感染症と生活習慣病の両面を有する多因子性の慢性炎症性疾患で，かつ解決されていない難治性疾患と考えられる．また薬剤で劇的な治療が得られる疾患ではなく，再発する．

　「The practice of medicine is an art, based on science(医術は科学に基づいた治療技術である)」という概念を最も簡潔に，しかも正確に表現したのは，著名な内科医William Osler(1849-1919)でしょう．彼の「Medicine is a science of uncertainty and art of probability(医学は医療の不確実性を扱う〈科学〉であり，確率を扱うアート〈医術〉である：1892)」は名言で，現在でもそのまま通用します．

　換言すれば「Science is to decrease uncertainty and art is to increase probability(科学は不確実性を減少させ，医術は治療の成功確率を高める)」とも言えるでしょう．歯科医学も医学と同様に科学の一分野であり，「ヒトを対象とする科学」であり「不確実性を扱う科学」と定義できます．

　科学にはさまざま種類があり，臨床科学では，患者の多様性に加えて術者の「技術力(腕前)」の個人差も関わります．術者の治療レベルと患者の年齢およびリスク度が同程度であれば，同じような治療結果が得られるでしょう．「実験科学」の分野でも実験の上手い人と下手な人がいます．1つの実験に慣れるまで繰り返して実験すれば，同じような結果が得られるでしょうが，初めから安定した同じデータは出せないでしょう．実験にもArt(技)の部分があります．当たり前のことですが，歯科医療には「科学」と「術」の両方が必要です．

008

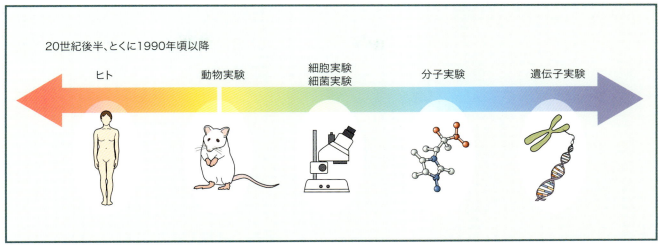

図1-2 研究対象の広がりと発展（参考文献3より引用改変）．

本書では繰り返し「リスク」という言葉を使っています．本来「リスク」とは不確実であっても確率を計算できる場合に使われます．

しかし，歯周病やインプラント周囲疾患の発症や進行の確率を計算することはまだ不可能です．本来「不確実性≠リスク」です．歯周炎の進行度，インプラント周囲炎の発症率，歯周治療の成功率を正確に計算できるわけではありませんが，多くの疫学研究から，統計学的な範囲（95％CI）が提示されています．

疫学は患者間の疾患罹患性や治癒能力のばらついた現象を丹念に観察して定量化を試みながら一般法則や理論を構築するための科学です．ただし，個々の症例について明確に定量できるほどは厳密な科学にはなっていません（表層科学）．不確実性を扱う科学たる所以と言えるでしょう．

c. 要素還元主義とEBM

19世紀の生理学者Bernardや細菌学者Kochら以降，医学は実験室における要素還元主義（個々を分析・理解し，その結果から全体を理解しようとする考え）的な思考に基づく「実験医学」によって発展しました．この流れは医学の影響を大きく受けた歯科医学研究でも同様です．

1990年代からEBM（Evidence-Based Medicine）が世界的な広がりをみせたのは，本来ヒトを対象とする医学や歯科医学において従来の要素還元主義的思考の限界に気づいた後の新たな動きと言えるでしょう．

筆者は歯周病のような多因子性の慢性炎症性疾患の病態解明は要素還元主義的方法では困難で，疾病全体を「複雑系」として捉えることが必要と考えています．ノーベル賞受賞者で心臓外科医であったAlexis Carrelは「医学は科学のなかでもっとも難しい『人間の科学』の確立を目指す学問である」と述べています．歯科医学も医学と同様に「人間の科学」である限り，複雑系の視点が必要です．

図1-2に示すとおり，19世紀以降，実験医学は右の方向，すなわち要素還元主義に従ってミクロの世界へ向かいました．現在は，細胞，分子および遺伝子レベルの研究が盛んに行われています．たとえば，iPS細胞の誕生により再生医療への応用が期待されています．もっとも医療はつねに安全性とコストの課題を抜きには考えられませんし，現在の歯周治療を凌駕するような治療の萌芽はまだみえてきません．

一方，20世紀の疫学は左の方向，すなわちヒトの方向へと研究対象が広がりました．とくに1990年頃以降EBMの広がりにともなって臨床研究が増えました．歯周病学やインプラント治療学においても，細菌学，病理学，細胞および分子生物学的手法を取り入れた基礎研究に加えてヒトを対象とした臨床研究が数多く発表されています[2]．

d. 日本の医学部と歯学部の100年問題

「日本の医学部100年問題」を指摘した津田敏秀氏は日本の医師を個人の臨床経験を重視する「直感派」，生物学的研究を重視する「メカニズム派」および臨床データの統

Part 1

表1-1 歯周病の病因論の誤謬とパラダイムシフト

紀元前～1955年		「歯石」時代	1980年代		「宿主―細菌相互作用」時代
1965年	Löe H	プラークによる実験的歯肉炎を発表	1986年	Löe H	スリランカ茶園の農夫を対象にした疫学研究(歯周炎罹患性のリスク)
1955～1980年		「プラーク(細菌)」時代 非特異的から特異的細菌説へ	1990年代		「リスク因子」時代
1975年	Drum	「歯周病の異常咬合原因説」発表	1993年	Löe H	「歯周病は糖尿病の第6番目の合併症」と発表
1977年	Cianciolaら	EOP患者の好中球遊走能の低下を報告	21世紀		歯周病は多因子性の慢性炎症性疾患で生活習慣病

Löeらの疫学研究から，歯周炎の「ハイリスク患者」や「抵抗性の高い患者」の存在が報告された．そして「細菌」を中心とした歯周病研究は「宿主」を研究する方向へとシフトした．患者ごとのリスク因子を評価し，リスク因子を抑制することが治療上も重要であることも認知された．また歯周病と糖尿病の関連を報告し，歯周医学分野の研究に大きく貢献した．Löeの行った一連の仕事は「実験」ではなく「観察」研究であり，歯周病学における臨床研究の金字塔と言える．

計学的分析(疫学)を行う「数量化派」の3タイプに分類し，日本には「数量化派」の医師が育っていないと分析しています[4]．

「直感派」は自身の臨床経験や暗黙知を重視し，「メカニズム派」は実験医学における要素還元主義に基づく実験室での研究結果を，「数量化派」は疫学とEBMを重視した医療を推進する傾向が強いことは明らかです．たとえば喫煙の悪影響を調べる際，「メカニズム派」はタバコの煙の成分を分析して有害物質の特定を目指し，「数量化派」は喫煙者と非喫煙者の健康状態を比較して因果関係を推測します．この3つのタイプから生まれる知見を上手く統一していくことが肝要です．

日本では，疾患の機序(メカニズム)を探ることを目指した要素還元主義的な基礎研究に強みがあります(図1-2参照)．日本の歯学部の設立当初，基礎講座の教授の多くは医学部から赴任しているため，日本の歯学部における研究は「メカニズム派」の医学博士による要素還元主義的思考の影響を強く受けていると推測されます．反面，日本の臨床研究を世界に発信する機会は少ない傾向にあります．

スウェーデンは口腔保健事情が悪い国でしたが，1970年代の予防歯科へのパラダイムシフトによって国民の口腔保健意識が向上し，世界に予防歯科の重要性を発信しています．この変化に疫学研究が大きく貢献しました．

歯周病学に何度かのパラダイムシフトを起こしたHarald Löe博士による仕事の多くは「数量化派」のヒトを扱った観察研究でした(**表1-1**)．「科学する」とは必ずしも「実験室で研究する」ことではなく，新しい理論あるいは仮説をつくることであり，観察研究から歯周病の病態や治療法についての新しい考え方が提唱されてきました．一方，臨床家は日々の臨床で観察した現象を蓋然性高く説明できる「考え方(理論)」を演繹学的に提示して修正が繰り返されてきました(**図1-3**)．

以前，横浜のマンション傾き事件が大きく報道されました．地盤改良を目的とした土台工事の手抜きが大きな非難を浴びました．建築業界と同様に歯科業界でも土台工事にあたる保存治療(主に歯内療法と歯周治療)が適切に行われていないケースは多いと思います．土台が不安定な状態で柱と屋根(補綴治療)を取り付けても家全体が壊れやすいですし，まして歯周病で歯が揺らぐのは「免震構造」とは言えないでしょう．

歯科医療には100年以上前からう蝕や歯周病に罹患した天然歯を早期に抜歯して義歯やブリッジに置換してきた歴史があります．100年前の米国における「技工士学校

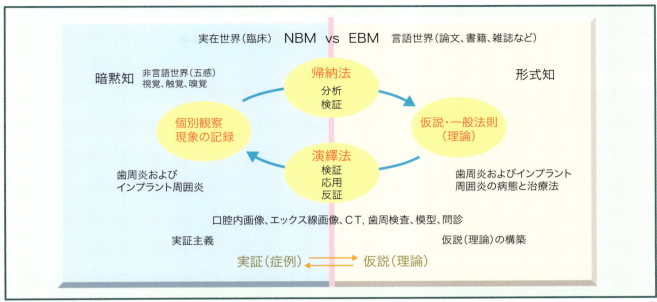

図1-3 科学のループ．歯科医師は個々の患者を治療しているときには図の左側（実在世界またはNBM：Narrative-Based Medicine）にいるが，歯科臨床が科学であるためにはつねに図の右側（言語世界またはEBM）を意識する必要がある（参考文献5より引用改変）．

型の歯学部」を手本にして歯学部が設立され，現在の「置換医療中心」の歯科医療体系ができ上がったことが指摘されています[6]．筆者は「日本の医学部100年問題」にならって「日本の歯学部100年問題」と呼んでいます．

保存的治療（歯内療法および歯周治療学）が確立していない100年以上前にできた「早期抜歯パラダイム」の影響は100年経った現在でも十分には改善されてはいないと思います．困ったことです．

参考文献

1. 池内 了．岩波新書 疑似科学入門．東京：岩波書店．2008．
2. 高橋慶壮．歯周病の基礎科学と臨床科学 —歯周病学と歯周治療学—．2013；日歯周誌．55：121-131．
3. 津田敏秀．岩波科学ライブラリー 医学と仮説．東京：岩波書店．2011．
4. 津田敏秀．岩波新書 医学的根拠とは何か．東京：岩波書店．2013．
5. 高橋慶壮．歯周炎患者におけるインプラント周囲炎の病態と治療法．2016；日歯周誌．58：236-253．
6. 西原克成．歯はヒトの魂である 歯医者の知らない根本治療．東京：青灯社．2005．

Part 1

No.2 治療法の根拠を疑う

a. 科学は「観察」と「実験」から成る

科学は「観察」と「実験」から成ります．倫理的問題からヒトを使った臨床研究には制限があるため，人間（患者）の病気の状態や治療した経過を観察して集めたデータを解析します（**図1-3**参照）．臨床家が日々の診療における観察を通じて仮説をつくり演繹学的に理論を構築する試みは歯科医師による科学的行為と言えます．たとえば，**図2-1**に示したグループ・ファンクション（Group Function）の咬合様式を示す患者の臼歯部補綴物に散見されるウインクル（リューダース帯*の1種と考えられるが，科学的解明は皆無である）を観察すると，咬合力によって咬合面近心側隅角部の金属部分に皺が寄っています．非う蝕による歯の欠損（Non-Carious Cervical Lesions）と同様に繰り返し加わる側方力によって生じていると推測され，歯科疾患にパラファンクションが影響していることを間接的に理解できます．

一方，自分の臨床を観察して記録しない歯科医師は科学を実践しているとは言えません．自分のつくった料理の味見をしない料理人と同じです．たとえば同じ飲食店でもチェーン店や駅の立ち食いソバ屋とグルメガイドに載る店とではまったくレベルは違います．それは調理師免許を持っていることと料理人の腕前が異なるように歯科医師免許を持っていることと歯周治療の腕前は別次元の話ということです．卒後のトレーニング次第で歯科医師間の歯周治療の「術」および「科学」のレベルは大きく異なります．

歯科臨床における個別観察の方法には，視診に加えて口腔内画像，エックス線画像，CBCT画像，歯周検査および模型検査があります．実在世界における暗黙知（Tacit Knowledge）には言語を用いない思考，五感，視覚を組み合わせた感覚（非言語世界）と呼ぶべきものがあり，これを形式知（Explicit Knowledge）に変換する努力が必要です．歯周治療の「暗黙知（Tacit Knowledge）」を「形式知（Explicit Knowledge）」へ転換することが歯周治療を科学することに繋がります．

帰納法（臨床経験，たとえば個々の症例から得られる知見）によって集積されたデータに基づいて「仮説」が立てられ，演繹法により「一般法則（理論）」が形成され，個々の症例に照らし合わせながら，矛盾のない理論を構築するための改善が繰り返されます．歯周治療の科学についても同様の過程を進んでいます（**図1-3**参照）．

臨床家は臨床における治療結果（実証）を重んじ，大学人は仮説（理論）の構築に熱心な傾向がありますが，実証（個々の症例に対する治療結果）と仮説（理論）の構築は双方向的に進むべきものです．疾患の理解を深めるには，病態に関する「理論」の構築と「臨床（実践）」からのフィードバックを通して理論と実践による双方向的な発展が望ま

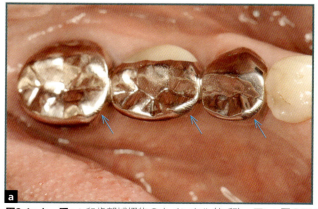 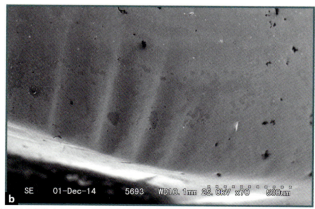

図2-1a, b **図a**：臼歯部補綴物のウインクル（矢印）．**図b**：同SEM画像からは咬合力によって咬合面近心側隅角部の金属部分に皺が寄っていることがわかる．

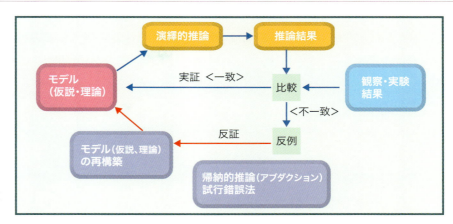

図2-2 モデル検証法（参考文献1より引用改変）．

れます．

　哲学者のKantが「純粋理性批判」のなかで述べた「理論なき実践は暴力であり，実践なき理論は無力（空虚）である」を引き合いに出せば，「科学的根拠のない歯周治療は歯周組織と歯を失わせ，歯周治療の効果がともなわない理論は誤謬（ドグマ）を形成する」と言えるでしょう．さらに中国には「知行合一」という諺が示すとおり理論と実践の両方は不可分であると指摘されています．

　もっとも，現実には歯科臨床の理論と実践の関係が明確になっているわけではありません．理論と実践の間にはギャップがあり，不確実性が存在します．

　たとえば，歯周疾患の病態と治療における理論と実践において，「バイオフィルムの除去が不可欠」と言う理論は良いのですが，画像解析および臨床症状からはバイオフィルムの存在を正確には判断できません．診断および治療結果の確認も確実にはできません．また「歯周組織再生には歯根膜が不可欠」と言う理論は良いのですが，エックス線画像，歯科用CT画像および既存の歯周検査から，歯根膜の状態を正確には診断できません．さらに「リスクの抑制が予後に影響する」と言う理論は良いのですが，個々の患歯のリスク評価とリスク管理をどこまで実践できるか不確実です．Oslerの言葉を借りれば，「術」では解決できないこれらの不確実性を減じていくことが科学の役割です．

　そこで，われわれは疾患の検査や治療法の開発に際し，図2-2に示したようなある一定のモデルをつくり，検証を繰り返します．モデル検証法はつくられたモデルへの反例がみつかるまでは，その仮説が偽りではないことを示しているにすぎず，つくられたモデルが真実であることを保証するものではありません．この検証法では，一

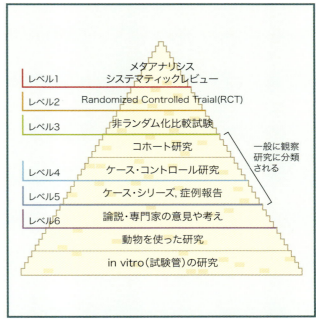

図2-3 エビデンスのヒエラルキー．日本では専門家の意見とin vitroの研究が多い．

度構築された定義は「反証」によってのみ変わり得ることから，哲学者のKarl Popperはモデル検証法の本質は「反証可能性」にあると考えました．すなわち，「反証可能性」が科学であることの証明と言えるでしょう[1]．

b. 臨床科学のパラダイム

　基礎科学は「真理の探究」を目的にしていますが，歯周治療学を含む臨床科学（臨床研究や臨床試験を支える科学）には「人々の福祉（患者を救う）」という明確な目的があります．また臨床科学では，研究対象は疾患に罹患した患者であり，当然ながら一人ひとりの人間は固有で十人十色です．臨床科学では基礎研究とは異なり科学に不可欠

Part 1

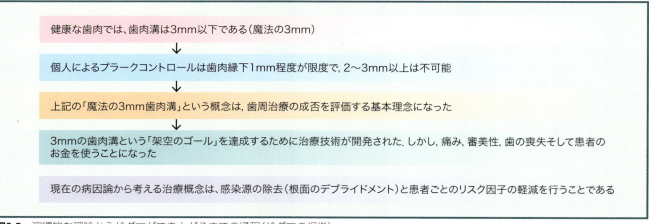

図2-4 Ramfjordが指摘した「歯周治療における10のドグマ」．

ドグマ1	歯肉溝の臨床的なプロービング深さが3mm以上の場合，以前に治療を受けたか否かに関わりなく，進行性の病変である
ドグマ2	歯周組織の支持をさらに喪失することを止めるには，歯肉および骨をその欠損が最も進行している深さまで外科的に形態修正を図る必要がある
ドグマ3	歯周炎の進行を止めるには患者自身による完璧なプラークコントロールが必要である
ドグマ4	根分岐部病変は患歯および隣接歯の予後が悪いことを意味するので，歯の形態修正，ヘミセクションあるいは根切除により根分岐部病変を取り除かない限り，抜歯が推奨される
ドグマ5	歯周ポケットが深いほど，予後は悪い
ドグマ6	現在（1984年当時）の治療法では，重度歯周炎の進行を止められない
ドグマ7	軟組織の掻爬によってスケーリングおよびルートプレーニング後の治癒が促進される
ドグマ8	付着歯肉幅が1mm以下の患歯は外科的な治療を行わなければ付着の喪失が持続する
ドグマ9	口唇を引っ張って歯肉に貧血様の蒼白さを観察した場合，歯肉歯槽粘膜外科治療を行う必要性がある
ドグマ10	咬合調整を含む歯周治療後に動揺度が増した患歯は固定されるべき

図2-5 演繹的な理論からドグマができ上がるまでの過程（ドグマの根拠）．

な「再現性，客観性および普遍性」が初めから成り立たないため「確率と意思決定の科学」と言えます．

臨床研究は幅広く，方法論の違いからCase Report, Case Series, Retrospective Study, Prospective StudyおよびClinical Trialに分類されます（図2-3）．いずれも基礎研究の延長ではなく，医療の一部でありコストを負担する体制づくりが不可欠です．日本における臨床研究は欧米のそれに比較して遅れていることや日本の生命科学における科学思考，哲学や倫理感の不足および臨床研究の問題点が指摘されています．数量派よりも要素還元主義的思考の強いメカニズム派が主流であったことの影響もあるのでしょう．

C. 誤謬とドグマの形成

科学の世界では，理論物理の分野でみられるように理論が先行し，後から実験で確認することが少なくありません．ある程度の学問的知見が集まると，既存の理論に基づいた新しい理論がもっともらしく組み立てられることが起こります．歯周病学においても同様に，科学的検証なしに「直感派」の人々が論理的に考えたもっともらしい仮説（理論）はたくさんありますが，ともすれば定説（ドグマ）となってしまいます．

たとえば「長い上皮性の付着」を新付着に改善するために「新付着術（ENAP）」が考案されました[2]．当初，内縁

上皮をメスで切除して新鮮な結合組織面を根面に圧接して縫合すれば「新付着」が獲得できると考えられましたが，長い上皮性付着の治癒形態となり，また出血のため根面のデブライドメント(Debridement)の確認が確実にできないリスクをともなうために推奨されなくなりました．最初の仮説と理論は良かったのですが，実際の臨床では適応されない術式で，国家試験の選択肢を埋めるのに出てくる程度です．

d．Ramfjordが指摘した「歯周治療における10のドグマ」

歯科治療は各時代における最新の知識から導かれた概念(考え方)に基づいて行われます．基盤となる知識が変わると，既存の概念も変えなければなりませんが，概念の形成には主観的に正当化を図る人達の強い意志の力が関わるため，概念の変化には長い時間がかかり，痛みをともなうことが少なくありません．要するに新しい概念への変化，パラダイムシフトに抵抗する反対勢力がつねに存在します．

一度仕事を覚えると，自分の行ってきた仕事の根拠が変化したり，より良い術式が報告されても，新しい治療法を柔軟に取り入れることができない歯科医師は多いように思います．自分が過去に習った仕事の基本的概念が学問の世界で修正されたことを自己否定のように感じるのかもしれません．明らかに時代の流れに逆行していても歯周治療をすることなく置換医療を行ったり，根管治療を年単位で行いFC貼薬を繰り返していることが挙げられます．

治療法はしばしば科学的根拠によってではなく，既存の知識や経験に基づいて演繹学的に考えられた概念として登場し，宣伝効果も手伝って，さも真実のように広く普及してしまうことがあります．抗カビ剤や抗菌作用のある溶液で含嗽するだけで歯周病が治ったという宣伝がその例です．Sigurd P. Ramfjord[3]はそうした「歯周治療における10のドグマ」を詳細に解説しています(**図2-4, 5**)．

たとえば，歯周ポケットを治療で3mm以下にするという「ドグマ1」は，健常者の歯肉溝が3mm以下であることから推論し，治療によって歯周ポケット深さを3mm以下にしなければ歯周炎が再発すると考えたからですが，臨床的なエビデンスが存在したわけではなく演繹学的に推測したにすぎません．過去に行われた歯肉切除術のデメリットも勘案し，現在では歯周ポケット深さが4，5mmでもBOP(-)ならばSPT(Supportive Periodontal Therapy)で対応します．

「深い歯周ポケット」は疾患の「結果」であり，「原因」は細菌感染とリスク因子です．われわれは原因除去を行えば良いのです．治療対象は，汚染された根面とバイオフィルムの除去であり，再感染しないように管理すれば治癒反応が進みます．術後の歯周ポケット深さはたいてい4mm以下に改善できます．

医療者は最善と思われる治療を試みますが，治療結果は患者の治癒力に依存しており，治癒力を最大限に引き出すために患者ごとのリスク因子の軽減を図ります．適切に治療介入すれば，治癒反応は患者任せです．Andrew Weilは「治療は外から，治癒は内から」と述べています[4]．

＊リューダース帯：金属などに外圧を加えたときに表面に出現し，そのまま元に戻らない皺．

参考文献

1. 市川惇信．岩波科学ライブラリー 科学が進化する5つの条件．東京：岩波書店．2008．
2. Yukna RA, et al. A clinical study of healing in humans following the excisional new attachment procedure. 1976;J Periodontol. 47：696-700.
3. Ramfjord SP. Changing concepts in periodontics. 1984;J Prosthet Dent. 52：781-786.
4. Andrew Weil(原著)，上野 圭一(翻訳)．角川文庫ソフィア 癒す心，治る力―自発的治癒とはなにか．東京：角川書店．1998．

No.3 メンターに真似ぶ

a. 日本における歯周治療学

日本人は明治以来，欧米で生まれた文化や科学を模倣してきた歴史があり，歯科医学も欧米から学んでいます．日本の歯学部で働く歯科医師は欧米で生まれた歯周病学および歯周治療学を取り入れ，一方日本独自の歯周治療学の多くは臨床医による日々の観察と治療結果および試行錯誤の積み重ねから生まれているようです．

日本における「歯周治療学の嚆矢」である石井正敏先生は日本の歯学部における卒前教育の貧弱さを指摘しています．また，すでに30年前に歯周治療に真摯に取り組んでいる日本の臨床家らが歯周病の多様性や難治性歯周炎の治療法について論じています[1,2]．

日本では米国のような専門医制度が確立されておらず，卒後教育が充実していません．また，ゼネラリストになる前に初めからスペシャリストを目指すため，歯科臨床全般にわたる基礎的なトレーニングが不足し，視野が狭くなることが懸念されます．

日本人は欧米人に比較して既存の概念に対して反証することが苦手か，権威の主張や定説（ドグマ）を信じやすい傾向があるようです．明治以来，欧米で咲いた文化を輸入して模倣してきた体質が染みついているからかもしれません．もっとも，日本にも欧米にはない独創的な理論（仮説）を発表して実践している臨床家が大勢います．

b. 仮説の立案と造語

歯周外科治療後に根面に最初に接触した細胞によって治癒形態が決まると提唱した「Melcherの仮説」[3]はよく知られています．GTR法の開発における科学的根拠にもなりました．

「Osseointegration」はBrånemarkらによる造語で，光学顕微鏡下で骨とインプラント間に軟組織が介在しない状態を意味しますが，実は詳しいメカニズムはわかっていません．

「Peri-implantitis」はMombelliら[4]が1987年にインプラント周囲の炎症疾患の概念として歯周炎（Periodontitis）を参考に命名した造語です．現在は世界中で使われている言葉ですが，詳細な検討はまだこれからなのです[5]．

一般法則や理論をつくって実在世界から言語世界に移行するには，アブダクション（帰納的推論）が有効です．ただし，帰納的推論は基本的には「試行錯誤法」であり，演繹的推論のような論理性は存在しないため，臨床経験や臨床データに基づいて試行錯誤を繰り返しながらより良いモデルが構築されていきます．そのため治療や経過観察が長期におよぶ歯周炎やインプラント周囲炎の場合にはモデル検証に長い時間がかかります（**図2-2**参照）．

ある書籍によれば，飛行機が空を飛ぶことは当たり前のようですが，その原理はまだよくわかっていません[6]．そしてこの本の著者は，科学はすべて「仮説」にすぎないと述べています．インプラント治療における「Osseointegration理論」はいまだに仮説です．歯周治療学の概念と理論も多くは仮説です．さまざまな経験則に基づく推測であり，試行錯誤と経験則によって「上手く成り立っている」にすぎません．この考え方は科学する際には誤謬や失敗を恐れることはないと応援してくれているような気がして勇気づけられます．

Morton Amsterdam教授は臨床医の育成の目標として「生物学に立脚（精通）した臨床医」の存在を挙げています．そして，「One of our great difficulties in dental education has been to develop "biologically-oriented" clinicians. We seem to develop either superb technicians or basic scientists（歯学教育において，最も困難であったことのひとつは『生物学に精通した臨床医』を育てることであった．われわれは『超一流のスゴ腕』か『基礎研究者』のいずれかを育成しがちである）」，「A "biologically-oriented" clinician is not a PhD in basic science who also dabbles in clinical practice or a clinician who dabbles in pseudo-research（『生物学に精通した臨床医』とは，臨床にも少し手を出している基礎科学におけるPhDではなく，疑似的な『見せかけの研究に参加している臨床医』でもない）」，さらに「Rather he should be a clinician, totally

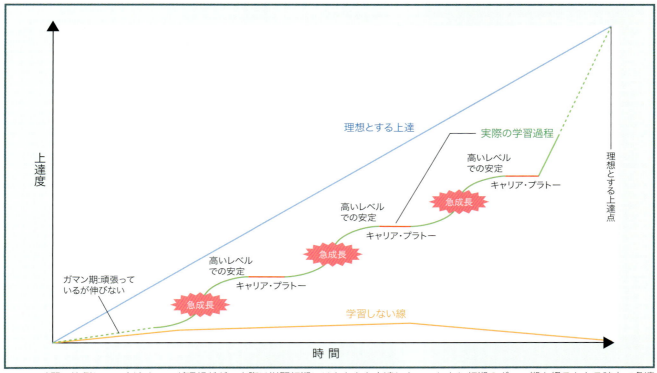

図3-1 時間に比例して，上達するのが理想だが，実際は学習初期にはなかなか上達しない．しかし初期のガマン期を経るとある時点で急速に上達し始める．そしてキャリア・プラトー（停滞期）に入り，この期間でも学習し続けると，さらにまた上達していく．このサイクルを繰り返すことで，最終的には理想とする上達点に到達することができる．一方，学習を怠ると上達することなく終わってしまう．

knowledgeable about the basic science aspects of his field, who intelligently uses this information in the treatment of his patients and their relevant problems（専門分野の基礎的な科学的項目に精通し，それらの情報を患者の治療や問題点の解決に聡明に利用できる臨床医であるべきである）」[7]との言葉を残していますが，これらは「生物学に精通した臨床医」を育成すること，換言すれば臨床と研究を両立することが非常に難しいことを述べているのでしょう．

筆者も「生物学に精通した臨床医」を育成することが理想と考えますが，日本人には英語のハンディもあるため実践は容易ではないでしょう．歯科医師が「科学者」と「臨床家」という両面を実践できるように成長するには，優れた人材（人財），優れた指導者，学ぶ環境（図書館，カンファランスルーム）と病院（と患者）が必要です．

c. 知識と技術のアップデート

「Half of what we have taught you is wrong. Unfortunately, we don't know which half（われわれがあなた方に教えたことの半分は間違っている．残念ながら，われわれはどれが間違っているのかを知らない）」．これは，1935年から1949年までハーバード大学医学部長を務めたSidney Burwell博士が卒業式のスピーチで学生に贈った言葉です．医学は進歩し，真理はつねに更新され続けるため，（あなたがたは）つねに新しい知識と治療技術を更新していく責務があると励ましたのでしょう．われわれ歯科医師にも大いに当てはまる教えです．

またGreene Vardiman Black（1836-1915）は「The professional person has no right to be other than a continuous student.（プロフェッショナルであるには学び続ける学生である以外にない）」と述べています．日本の歯科大学は「Blackの窩洞」分類や「予防拡大」の概念をもってBlackを著名にしましたが，筆者はむしろ彼のこの名言を教えるべきであったと考えています．

それは歯科治療のほとんどは外科治療であるため治療を正しく行うには知識（理論）を身につけたうえでのトレーニングが不可欠だからです．治療技術の習得には「ラーニングカーブ」があり，「一日一善」ならぬ「一日一フラップ手術」を実践している歯科医師は歯周外科治療

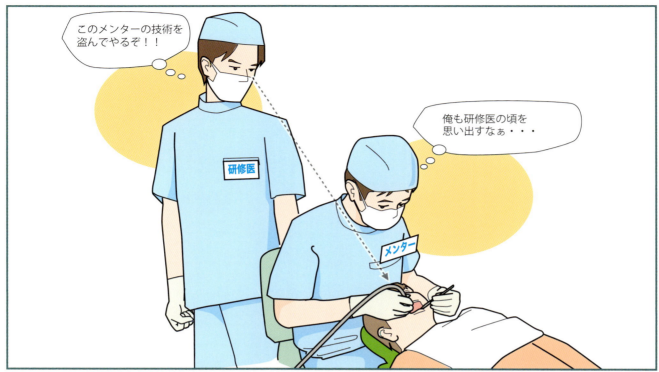

図3-2 メンター（指導医）と仕事を共有することで研究方法，治療技術，治療の知識のみならず哲学や人間性も学ぶことができる．

の上達が早いでしょうし，自分の臨床を記録し，見直して評価し，つぎの臨床に繋げることで，キャリア・プラトー（停滞期）を繰り返しながらも各ステップの治療技術が短期間に上達するのです（図3-1）．

d．Mentorship（メンターシップ）の活用

経験の豊富な師匠と若くて未熟な弟子との間に築かれ，また将来において期待される発展的な関係をMentorshipと呼びます．米国歯周病学会会長を務めたKarabin女史は，「私たちはメンター（師匠・指導医に相当：Mentor）を通して学んできた」と述べ，先輩への敬意を表しました[8]．

12世紀のフランスの哲学者Bernard de Chartresが「われわれは巨人の肩にのっている小人のようなもので，彼らのお陰で高みにいることができる」との言葉の意味することは，歯周病学や歯周治療学の分野でも同じです．

先達が試行錯誤の末に得た経験や誤謬の結果から得られた叡知を学ぶことで，先人たちの知恵や治療技術を短期間に習得することが可能になります．優れたメンターに出会うことが仕事人生を豊かにする大きなチャンスになることに異論はないでしょう．

研究の世界では今でも「お弟子さん」とか「門下生」という呼び方をする教室があるようです．Mentorshipにおいては研究方法や治療技術だけでなく，師匠の人間性や哲学も同時に学びます（図3-2）．

まったくの独学で診断力や治療法を習得しようとすれば，膨大な試行錯誤と失敗を積み重ねて成功する確率を高める努力を継続する必要があり，時間という貴重な財産を損失するとともに，医原病や医療訴訟に遭遇する確率が高まります．

「学ぶ」は「真似ぶ」に由来します．「ミラーニューロン」と言う真似る能力を表す言葉が一時話題になりました．学問や芸術の世界では「守・破・離（Part 1・No.6・b．『歯周治療の技量―1級から10級まで―』参照）」と言い，まずは師匠の仕事を真似ることが仕事を覚える近道です．優れた実践（臨床）は定石の組み合わせから成ります．そして「定石（定跡）」を学ぶことで先人が試行錯誤を重ねて到達した最善の考えや実践方法を学べます．

欧米の歯学部大学院では，指導医の臨床見学（インプット），患者ごとの治療方針の議論（NBM），プレゼンテーション（アウトプット）および論文の抄読会（EBM）を通じ

て，知識と理論の習得と臨床の実践が求められます．日本の歯学部大学院では，臨床医としての素養を伸ばすよりは研究者の育成に重きがおかれています．

　筆者の経験からは，歯周病学(研究)および歯周治療学(臨床)の両面で成果を挙げるのは容易ではありません．「継続は力なり」と言いますが，終わりのないマラソンかウォーキングを楽しんで続ける心境でいるぐらいがちょうど良いかもしれません．

参考文献

1. 石井正敏ほか.特集 難治性(抗療性)歯周炎をめぐって(上)，(下)．1987；歯界展望．69(2～3)．289-525.
2. 石井正敏.歯周病と宿主応答　歯周病の危険因子を考える．1997；歯界展望．89(6)．1329-1350.
3. Melcher AH. On the repair potential of periodontal tissues. 1976 ; J Periodontol. 47：256-260.
4. Mombelli A, et al. The microbiota associated with successful or failing osseointegrated titanium implants. 1987 ; Oral Microbiol Immunol. 2：145-151.
5. 髙橋慶壮.歯周炎患者におけるインプラント周囲炎の病態と治療法．2016；日歯周誌．58：236-253.
6. 竹内 薫.光文社新書 99.9%は仮説.東京：光文社．2006.
7. Amsterdam M. Periodontal prosthesis. Twenty-five years in retrospect.1974 ; Alpha Omegan. 67：8-52.
8. Karabin S AAP President's Address .2008;J Periodontol. 79：1821-1822

No.4 歯周病学と歯周治療学

a. 歯の周りの病気と治療法を専門にする学問

PeriodontologyとPeriodonticsはそれぞれ，「歯周病学」および「歯周治療学」と訳され，前者は「基礎研究」あるいは「科学」を，後者は「治療法」あるいは「術」を重視しています[1]．最近の歯周病研究と歯周治療の軸足は「病態学」から「歯周医学」「歯周組織再生療法」「口腔インプラント」へとシフトしています[2]．

「歯周病学」は保存修復学，歯内療法学あるいは補綴学といった治療方法をベースにした学問とは異なり「歯周病」という病気を学問の名前に冠しています．一方，「歯周治療学」は治療学に軸足をおいています．医科でも内科，外科あるいは耳鼻咽喉科から病名をとり入れた学問分野が増えました．

歯周治療学は臨床歯学の一分野で守備範囲が広く，成人の歯科臨床のほとんどをカバーしています．欧米では歯科医療が細分化され（**図4-1**），個々の狭い学問分野が「垂直志向」で掘り下げられましたが，「水平思考」に欠けています．

経済学者のAdam Smithが大量生産を可能にする方略として「仕事の分業」を提案し，単純作業を繰り返すことで大量生産が可能になるとしましたが，医療は大量生産の可能な産業ではなく，歯科治療を細かく分けすぎた弊害が懸念されます．米国のように専門医が優遇されていれば良いのかもしれませんが，日本ではまだ専門医の待遇は確立されていません．とくに教育の場では，各領域の専門家ばかりいるよりは，総合医と専門医の存在が必要です．

b. 健康寿命の延伸に貢献する

歯周医学の研究が進んで歯周病が全身に及ぼす悪影響が報告されるにつれ，歯周治療は歯周組織の健康のみならず全身の健康にも貢献できることが明らかにされています．歯周ポケットに生息する細菌群による歯性病巣感染と微弱な慢性炎症がメタボリック・ドミノ反応を促進あるいは開始させる原因であることが指摘されています（**図4-2**）．

日本歯周病学会では，歯周治療が歯周病のみならず，全身の健康，ひいては健康寿命の延伸に貢献できることをテーマに掲げています．歯周治療の意義が科学的に証明されることで重要性が増すでしょう．

c. 学問と治療のギャップ

歯周病を「感染症」と考えた初期の段階では，細菌学的研究が主流でした．歯周病の原因菌を特定して除菌すれば歯周病を治せると考えたのでしょう．少なくとも，要素還元主義的思考の基礎研究者はそう考えたと思います．

しかし抗菌剤を使用した化学療法にしても試験管内（in vitro）の結果が臨床に反映されませんでした．現在で

う蝕治療	Cavity Preparation	切削（掻爬）
歯冠形成	Tooth Preparation	歯の切削
根管形成	Root Canal Preparation	根管内壁の切削（掻爬）
補綴治療	Mouth (Oral) Preparation	歯の切削，咬合治療
歯周治療	Human Preparation	患者教育，掻爬，etc
インプラント治療	Occlusal Preparation	外科 + 咬合治療
細胞治療	Cell Preparation	未来的な治療法
遺伝子治療	Gene Preparation	未来的な治療法

図4-1 細分化された歯科医療．

歯周治療実践のための暗黙知と形式知

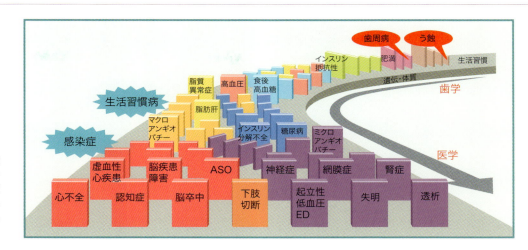

図4-2 メタボリック・ドミノ反応．歯科疾患の予防と治療はメタボリック・ドミノを止めるのに効果がある．健康産業では，患者の幸せのための予防と医療を提供している．

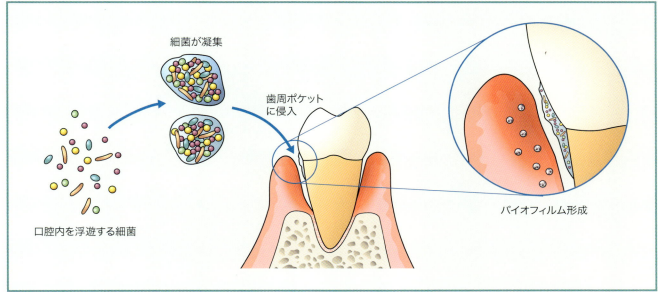

図4-3 バイオフィルム感染症の概念．

は「バイオフィルム感染症」という概念が形成されましたが（**図4-3**），従来の機械的プラークコントロールが予防と治療の第一選択であることに変わりはありません．口腔内細菌は強い凝集能および付着能を有して歯面に付着し徐々に歯肉縁下に進行していきます．

病気の原因を研究する場合，つねに「結果」から「原因」を探ります．これまでの歯周病学の研究論文を読む限り，歯周病原因菌の特定は困難で「多数の嫌気性桿菌による複合感染症」という表現です．病態学と治療学の両面を推進したのは慧眼でしたが，研究は要素還元主義的思考に基づいてメカニズムの解明に，すなわち感染後の生体応答，とりわけサイトカイン産生および破骨細胞の活性化，骨吸収，MMPの過剰産生に関する機序に集中し，細胞内シグナル伝達系，遺伝子制御およびエピジェ

ネティクスへと進みました．

一方，歯周治療学は試行錯誤を繰り返しながら改善され再現性の高い治療法が確立されていますが，学問と治療技術の間のギャップは広がる一方です．

d. 治療技術はかなりのレベルまで到達しているが，習得には数年単位の時間がかかる

過去50年間で歯周治療のオプションは格段に増え，歯周治療の技術はかなりのレベルまで到達したと思います．現在までに報告されている治療法（**図4-4**）を習得すれば，たいていの難症例に対処可能だと思いますが，知識と技術の習得には優れたメンター（指導医）の教えを受けても数年は必要です．

Part 1

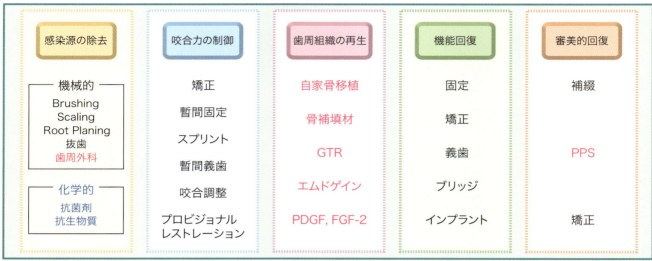

図4-4 歯周治療のオプション．

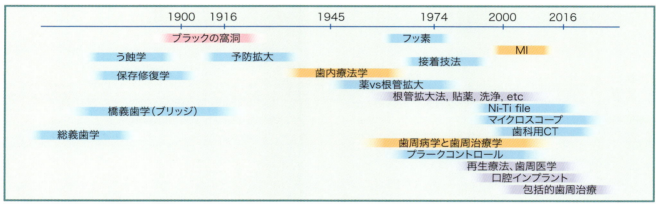

図4-5 近代歯科学と歯科医療の変遷．

　日本では400年以上前から総義歯がつくられ，米国でも100年以上前から冠橋義歯（ブリッジ）が作製されていましたが，歯周病学は戦後になって生まれた臨床歯科学です（**図4-5**）．前述の「日本の歯学部100年問題」で触れたように，日本の保険診療では歯を保存する治療（歯内療法や歯周治療）よりも置換医療の診療報酬が高く，歯科医学的な重要性と保険診療とが乖離しており，「置換医療」から「保存治療」と「予防」へのシフトが望まれます．

　筆者は歯科医師になったら歯を残す保存治療から学ぶことを推奨しています．口腔外科や補綴治療から始めると，「早期抜歯パラダイム」に偏って歯を抜いて金属か義歯に置換することが仕事の多くを占めるため，歯を保存する知識と治療経験が身につきません．

　本来，歯科臨床全般を習得してから専門性を持つのが望ましいですが，日本では大学に残ると初めから専門とする狭い範囲のみを扱うようになるため，臨床の幅があまり広がりません（**図4-1**参照）．

　水平思考の得意なわれわれ東洋人は西洋医学の問題点，専門性の落とし穴を理解しつつトレーニングを積むと良いでしょう．全身管理を学ぶには半年間程度は入院施設のある病院で研修を受けると良いかもしれません．そもそもスペシャリストはある狭い領域のみを専門にするのではなく歯科医療全般をある程度こなしたうえでの専門性であるべきです．

　Hopeless Teethに対して歯周組織再生療法を適応するか抜歯後にインプラント治療を選択するか，「Perio vs Implant」という二元論の考えが提案され，Hopeless Teethの治療予後について報告されました[3]．

　歯内―歯周複合病変50歯を25歯ずつに2群に分けて，歯周組織再生療法かインプラント治療を選択させます．

歯周治療実践のための暗黙知と形式知

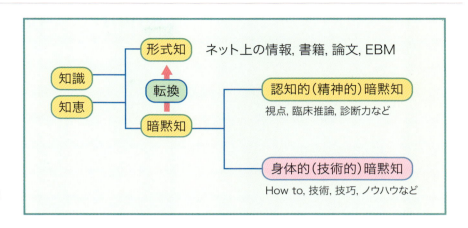

図4-6 形式知と2種類の暗黙知．知識と知恵は別物である．

再生療法のエキスパートが行ったところ，90％の予後は良好でした．

成功のマイナス因子として，患者の問題，外科治療の方法，材料，歯科医師の不十分な臨床技能と経験が挙げられています．この論文には「再生療法のエキスパート」の定義が記載されていませんが，良好な治療結果を得るには臨床経験が不可欠であることは論を待ちません．

e. 暗黙知習得のための指導とは？

拙書「考えるエンドドンティクス」でも述べましたが，ハンガリーの哲学者Micheal Polanyiは，その著書のなかで「暗黙知」について触れています[4]．「We can know more than we can tell（私たちは言葉にするより多くのことを知っている）」と語り，言語的表現では伝達不可能な「知」を「暗黙知」と呼んでその存在を指摘しました．人の顔を認知する能力を言葉では上手く説明できないことを例に挙げています．

暗黙知は個人的な知識で「経験知」とも言われ，他人に伝えることが難しい知識です．たとえば，ボイラーのあちこちをハンマーで叩き，そのときの音の違いで故障の有無を判断できる職人がいます．ハンマーで叩いてから判断結果が出るまでに論理学の三段論法のような規則と事実を積み重ねていく推論を経ることなく，瞬時に答えを出します．

このように経験知とは体験の良質な部分が結晶化したものであり，形式知（後述参照）を経由しないで，それ自身で答えを出すことができる，独立した「知」の様式と言えるでしょう．歯周治療の専門家の有する暗黙知を可及的に形式知へ変換することが本書の目的です．

歯科医療におけるイノベーションは新しい機器や材料の開発のみによって進むのではなく，診断と治療の優れた暗黙知が形式知として広く普及することが重要だと考えています．

暗黙知には，認知的と身体的運動をともなう暗黙知があります（**図4-6**）．「認知的（精神的）な暗黙知」としては，観察力，説明力および診断力が挙げられます．これは座学を通じてある一定のレベルまで上達することが可能です．一方，「身体的（技術的）暗黙知」に関しては，いくら言語化して説明しても伝えきれないことが少なくありません．

たとえば，天才的バッターは「どのようにしたら打てるようになるか」と言うほかの選手からの質問に対して言葉で上手く説明できなかったそうです．テニスに例えれば「ボレーはへそで打て」，スキーでは「板に乗れ」でしょうか．この種のアドバイスは，熟練者にとっては体で覚えている自分の暗黙知を言葉に転換したものですが，初心者には必ずしも上手く伝わらないでしょう．練習を繰り返して体で覚えるしかないと思います．「習うより慣れろ」です．その際は，正しく効果的なトレーニングをメンターの指導下で実践するのが得策です．

大学病院で研修医や若手の歯科医師を指導する際には，臨床の記録を採ること，全顎的な診査に基づく一口腔単位の治療方針の立案，メンターの治療を見て学ぶこと，わからないことは質問するかメモを取って自分で調べること，自分の頭で考えること，論文を読んでEBMの知識を身につける努力をすることを勧めています．アウトプットは症例検討会や学会発表で行います．つまり，認

Part 1

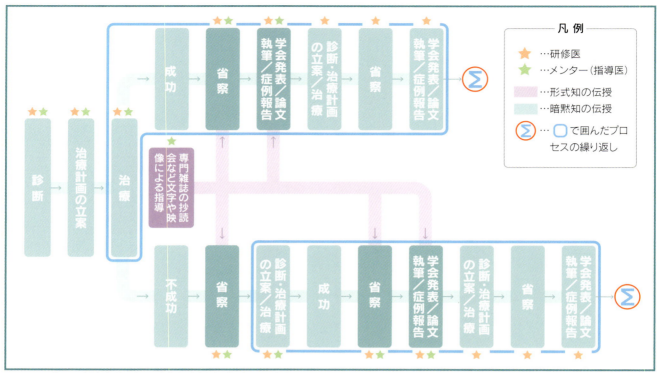

図4-7 研修医や新人歯科医師は臨床経験（実存世界）から暗黙知を習得し，先輩歯科医師が開く抄読会など（言語世界）から最新の知識やエビデンスなどの形式知を習得する．これを繰り返すことによって治療技術・知識の向上が図られる．

知的および身体的運動をともなう暗黙知を可及的に形式知に転換するトレーニングを通して専門性を身につけさせようというわけです．

　研修医や若手の歯科医師にとってメンターと仕事を「共体験」することが知識と技術のアップデートに有効です．たとえば，同じ患者をメンターと研修医が診断して治療し，研修医のできない部分を初めはメンターが行って研修医に見せ，同じ症例を共体験し，研修医は自分の理解できたこと，できていないことを整理し，不明確な部分をメンターと話し合って解決し，つぎの機会に上手くいったところと失敗したところを振り返り，原因を探り納得したら，つぎの症例でトライする，を繰り返します．メンターの治療の暗黙知を研修医へ移植する段階と言えます．

　研修医の症例発表で暗黙知が仮説あるいはモデルの形をとりながら次第に形式知として明示的になっていくプロセスが必要です．これが実践できないと，目で見えない「暗黙知」が適切に伝わっているか否かを判断できません．研修医が素晴らしい症例発表をすれば，診断と治療の暗黙知が形式知に転換されたことを意味します．

　一瞬にして判断できる脳の働きを心理学では「適応性無意識」と呼びます．「考えないで考える力(The Power of Thinking without Thinking)」，俗に「直観」と呼ばれます．歯科臨床における診断力は自分の臨床経験を記録し，高度な思考を繰り返すことで効率良く瞬間的に最善解がわかるようになることです．自分の頭で考える習慣のある人はこの力が身についてきます．

f．形式知習得のための指導とは？

　西洋では「形式知」が重んじられます．「形式知」とは言葉や概念，数値として客観的に表すことができる「知」です．本質を追求するには「暗黙知」と「形式知」をスパイラルアップさせることが不可欠です．垂直志向の得意な欧米よりも水平思考に優れた東洋のほうが「暗黙知」と「形式知」を統合することが上手いと思います．

　欧米の歯学部大学院で教育あるいは研修を受け臨床経験が豊富な日本人の先生は欧米流の教育（垂直思考）と普遍性を重んじる日本の教育（水平思考）を上手く両立させています．たとえば，ジャーナルクラブと呼ばれる専門

雑誌の抄読会で，研修医に最新の知識やエビデンスを学ばせます（言語世界）．

一方，臨床については，症例ごとにメンターとの議論と実践を通じて経験を重ねさせ，症例報告を行わさせることで知識の定着および誤謬の修正を繰り返し，独善的で我流の治療に逸脱することを防止します（実在世界）．

実際の臨床においては，メンターのアシストを通じて見学，シミュレーション，イメージトレーニング，実践，記録，予後観察，経過観察，アウトプット（症例報告，学会発表，論文，書籍）を繰り返させ，認定医あるいは専門医を取得する過程で専門医としての臨床能力の向上を目指させます．

基本的には，受け身で知識を得るのではなく，アウトプットを行うためのインプットを行い，試行錯誤を繰り返し，言語世界と実在世界の往復運動を通して臨床能力の向上と新しい概念や治療法の習得を図っていくことを実践しているのです（**図4-7**参照）．

参考文献

1. 高橋慶壮．歯周治療失敗回避のためのポイント33－なぜ歯周炎が進行するのか，なぜ治らないのか－．東京：クインテッセンス出版株式会社．2011.
2. 高橋慶壮．歯周病学および歯内療法学における誤謬とパラダイムシフトに学ぶ．2011;日歯医師会誌．64(5):39-52.
3. Cortellini P et al. Periodontal regeneration versus extraction and prosthetic replacement of teeth severely compromised by attachment loss to the apex: 5-year results of an ongoing randomized clinical trial. 2011;J Clin. Periodontol. 38:915-924.
4. マイケルポランニー(著)，高橋勇夫(翻訳)．ちくま学芸文庫 暗黙知の次元．東京：筑摩書房．2003.

No.5 歯周疾患の病因論

a. 歯周病の病因論のパラダイムシフト

歯周病の病因論にはこれまでに何度かの誤謬とパラダイムシフト(**表1-1**参照)がありました[1]．Löeらによって1965年に「実験的歯肉炎の研究」が報告され，歯周病の原因が歯石から細菌(プラーク)にシフトしました[2]．

Drumが1975年に歯周炎の進行に咬合力が大きく関与するという概念を提唱しましたが[3]，科学的検証が困難で歯周ポケットから検出される細菌のほうに関心が集まったのか，「歯周病の異常咬合原因説」は広く普及しませんでした．プラークとパラファンクションの２つが歯周病の原因とする概念は40～50年前にすでに提示されていたのです．

Löeらは1986年にスリランカの茶園で働く農夫の歯周病罹患状況を調べた疫学研究から，歯周病病態には宿主の個体差が大きく関与すること，歯周炎進行の個人差から「歯周炎罹患性のリスク」の概念を報告しました[4]．さらに彼は1993年に２型糖尿病罹患率の高いピマ・インディアンが歯周疾患の罹患率も高いことを見出し，「歯周病は糖尿病の第６番目の合併症」という臨床研究を報告し[5]，その後の歯周医学の発展に大きく貢献しました．歯周病学は研究室における実験よりもヒト(患者や被験者)の観察研究から多くの仮説や理論が構築されて発展したと言えるでしょう．

1990年代には歯周病は多因子性の慢性炎症性疾患で，感染症であり生活習慣病でもあると考えられるようになりました．「プラーク」に加えて「喫煙」「非機能的咬合(ブラキシズム)」「ストレス」「深い歯周ポケット」「歯肉の炎症度合い(BOP)」「糖尿病」などが歯周炎のリスク因子として報告されています(**図5-1**)．

また「低いDental IQ」「患者のコンプライアンス(指導に対する従順度)」といった生活習慣や患者の治療に対する協力度や「性格」が長期予後に影響すると繰り返し指摘されています．これらも臨床家が日々の臨床で観察した結果から得られた所見です．

b. 歯周疾患の進行モデル

かつて歯周炎は「成人病」と捉えられ，中年以降に歯周炎が均等に進行するという「Linear(直線)理論」が提唱されましたが，歯周炎は「活動期」と「安定期」を繰り返しながら進行することから「Non-Linearなバースト理論」や「ランダム・ウォークモデル」が報告されています(**図5-2**)．

歯周炎のような多因子性の慢性炎症性疾患の病態を物理学や数学におけるシンプルな数式で表すことは不可能ですので，「複雑系(カオス)の理論」から説明することが現実的です．

筆者は共同研究者らと，歯周炎の進行を歯根に30～40万本存在する歯根膜線維が断裂する様態を捉えてCellular Automata解析し，歯周炎進行の様態をNon-Linear Chaotic Modelで説明できること[6,7]，歯根周囲の歯根膜Strange Attractor Fractal Dimensionが1.85であることを報告しました[8]．また免疫学的データから侵襲性歯周炎患者の病態を再帰分割分析およびニューラルネットワークの観点から解析しました[8,9]．歯周病病態の特徴を説明する手段として今後も新たなモデルを構築したいと思います．

Löeは，ヒトを使った実験と観察および疫学研究から新たなパラダイムをつくりましたが，彼の研究には「Linear 説」のように反証されているものもあります[10]．このLöeの論文(1978)から1980年代までは歯周病の進行は緩やかに持続的(Linear理論)に進行すると考えられま

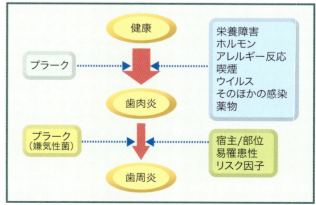

図5-1 歯周炎のリスク因子．

歯周疾患進行の理論的モデル（仮説）

モデル	解釈
①直線的（Linear）モデル	緩慢に一定の速度で歯周疾患が進行する
②規則的な悪化（Burst）理論	「悪化（Burst）」と「緩和」の期間が規則的に生じる
③不規則（Non-Linear）な悪化（Burst）理論	「悪化（Burst）」と「緩和」の期間が不規則
④疫学的モデル	加齢にともない継続的に歯周疾患が進行する
⑤ブラウン運動的または無規則的なモデル（ランダム・ウォークモデル）	「短期的な悪化」と「緩和」が不規則の起こるが、潜在的な疾患は一定
⑥フラクタルモデル	多因子性モデル：加齢にともない「悪化」と「緩和」を繰り返して疾患が進行する．ワイエルシュトラス関数を利用したモデル
⑦マルチレベルモデル	BurstおよびLinear理論は同じ現象の異なる表現形にすぎないと考えている
⑧複雑系（カオス）の理論	Non-Linear Chaotic Model

図5-2 歯周疾患進行の理論的モデル（仮説）．

❶ 細菌感染（プラーク）で発症する
❷ 歯周疾患の進行は，健康→歯肉炎→歯周炎の順に進行する．換言すれば，プラーク（細菌）→炎症→組織破壊の順に進行する
❸ 歯周炎の進行には個人差が大きい
❹ 一口腔内でも歯周炎の進行度合いは異なる．臼歯部から進行する傾向が強い
❺ プラークだけでは歯周炎に罹患しない．各種リスク因子が関わる
❻ 歯周病は「感染症」に加えて「生活習慣病」と位置づけられる
❼ 歯周炎のハイリスク患者は8％程度，一方，抵抗群は10％程度存在する
❽ SPT期に，Well Maintained群※，Down Hill 群※およびExtremely Down Hill 群※が存在する．比率は患者の選択基準によって変わる
❾ 歯周炎に罹患すると自然治癒しない
❿ 歯周炎の進行には，「活動期」と「非活動期」があり，進行速度は時間に比例しない
⓫ 歯周治療によって進行を停止あるいは抑制可能である
⓬ 患者の治癒力にも個人差がある．喫煙者や糖尿病患者はハイリスク患者で治癒し難く，治療後も歯周炎の再発を起こしやすい
⓭ 加齢にともない罹患率が高くなる
⓮ 患者の健康文化度が治療経過に影響する

図5-3 歯周病の規則性（※Well Maintained群＝予後良好群，Down Hill群＝予後悪化群，Extremely Down Hill群＝予後の極端な悪化群）．

したが，その後Non-Linear説が提唱されました[6,7]．

論文という「形式知」として多くの人の目に触れたからこそ反証され改善されたわけで，研究活動の重要性を示しています．モデル検証を繰り返す過程において新発見や真実が明らかにされることは科学の世界でよくみられます[11]．

c. 歯周病の規則性とリスク因子

歯周病の病態には規則性があり，まったく「カオスの世界」というわけではありません．歯周病の病態研究でしばしば登場するのが病態の「多様性（Heterogeneity）」です．英語のDiversityの日本語訳も「多様性」ですが，意味が異なります．「多様性」とは非常に便利な言葉で筆者もよく使います．しかし，この「多様性」を平たく言えば「複雑すぎてよくわからない」ことを意味しています．

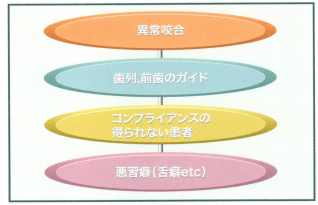

図5-4 エビデンスを得難い因子．

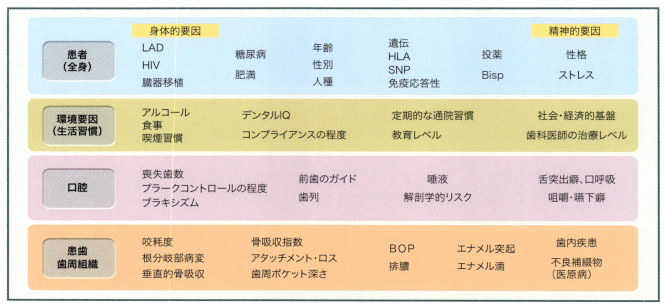

図5-5 歯周病のリスク因子．患者，環境要因，口腔，患歯，歯周組織レベルでの歯周病のリスク因子が報告されている．

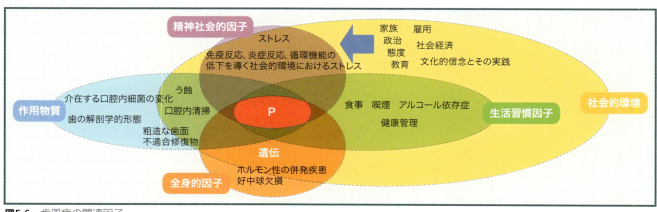

図5-6 歯周病の関連因子．

多因子性疾患である歯周病の規則性を知っておくと患者教育にも活用できます（図5-3）．

また歯周病には多数のリスク因子が複雑に関わっています．リスクは不確実とイコールではなく，計算できることが前提ですが，歯周病のリスク因子で計算可能なものはまだありません．「定性化」はかなり進みましたが，「定量化」はまだ達成できていません．数多くの研究論文が報告されていますが，エビデンスレベルの高いもの，推定される因子および「エビデンスを得難い因子」を扱っている論文もあります（図5-4）．

歯周病が「多因子性の慢性炎症性疾患」と定義されるようになったのは，過去の研究から多数の関連因子が報告されてきたからにほかなりません（図5-5）．プラーク，異常咬合，喫煙，歯列不正，悪習癖，患者のコンプライアンスのレベル，医原病，歯科医師の治療レベルなど，かなりの数になります（図5-6）．問題はこれら各リスク因子単独の影響度と因子間の相互作用による悪影響が定量化されていないことです．概念論あるいは仮説の域にとどまっている因子が少なくありません．

d．客観的なリスク評価基準の必要性

歯周病の専門医は「エックス線画像上の歯槽骨の吸収度」「年齢における骨レベル」および「歯周ポケット深さ」の認識は高いものの，「喫煙」「糖尿病」および「不良な口腔ケア」に関する認識は低いようです[12]．そのため，過去における歯周組織の破壊の程度を重視する傾向がありますが，歯周病のリスク度を客観的に評価する新たなツールが必要です．

SPT時に，患者のリスク度を客観的に評価し，リス

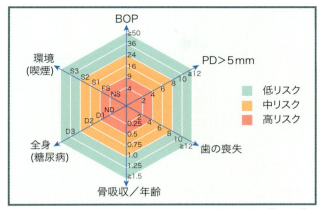

図5-7 Periodontal Risk Assessment（6項目）のダイアグラム（参考文献13より引用改変）．

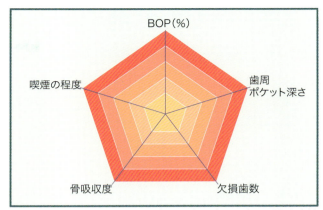

図5-8 Multi-Factorial Risk（5項目）のダイアグラム（参考文献14より引用改変）．

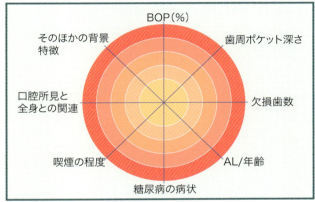

図5-9 Periodontal Risk Assessment（8項目）のダイアグラム（参考文献15より引用改変）．

ク度に応じた予防プログラムを提供することを目指して，歯周病のリスク評価ダイアグラムがLang教授らによって考案されました（図5-7）[13]．「骨吸収量を年齢で割った指数」「喪失歯数」「BOP陽性率」「5mm以上の歯周ポケットを有する歯数」「全身疾患（糖尿病）の有無」「喫煙の有無」の6項目から「患者ごとの歯周病のリスク度」を評価しています．

一方，「細菌」「異常咬合」「患者のコンプライアンス」「Dental IQ」「精神的ストレス」「性格」は含まれていません．リスク評価の普及を目指せば項目を絞ったほうが良いのですが，検査の信頼性は下がるでしょう．

遺伝的素因および全身因子を除いた5項目からなるリスクダイアグラムも報告されています（図5-8）[14]．さらに，Lang教授らの6項目からなるリスク評価ツールの短所を指摘し，8項目からなるリスク評価ツールが考案され，

Lang教授らの評価ツールと同様にリスク評価に有効であることが報告されています（図5-9）[15]．これら3つのリスク評価ツールは評価方法が比較的簡便です．

参考文献

1. 高橋慶壮．歯周治療 失敗回避のためのポイント33―なぜ歯周炎が進行するのか，なぜ治らないのか―．東京：クインテッセンス出版株式会社．2011；16‐17．
2. Löe H, et al. Experimental gingivitis in man. 1965;JPeriodontol. 36：177-187.
3. Drum W. A new concept of periodontal diseases. 1975;J Periodontol. 46：504-510.
4. Löe H, et al. Natural history of periodontal disease in man. Rapid, moderate and no loss of attachment in Sri Lankan laborers 14 to 46 years of age.1986;J Clin Periodontol.13：431-445.
5. Löe H. Periodontal disease. The sixth complication of diabetes mellitus. 1993;Diabetes Care.16：329-334.
6. Papantonopoulos G, Takahashi K, et al. Using cellular automata experiments to model periodontitis: A first theoretical step towards understanding the nonlinear dynamics of periodontitis. 2012;Int. J. of Bifurcation and Chaos. 22：2417-2434.
7. Papantonopoulos G, Takahashi K, et al. Mathematical modeling suggests that periodontitis behaves as a nonlinear chaotic dynamical process.2013;J. Periodontol.84：e29-39.
8. Papantonopoulos G, Takahashi K, et al. Aggressive Periodontitis Patients can be Defined by Recursive Partitioning Analysis of Immunologic Factors. 2013;J. Periodontol. 84：974-984.
9. Papantonopoulos G, Takahashi K, et al. Artificial neural networks for the diagnosis of aggressive periodontitis trained by immunologic parameters. 2014;PLoS ONE. 9（2）：e89757.
10. Löe H, et al. The natural history of periodontal disease in man. The rate of periodontal destruction before 40 years of age. 1978;J Periodontol. 49：607-620.
11. 高橋慶壮．歯周病の基礎科学と臨床科学―歯周病学と歯周治療学―2013;日歯周誌．55：121-131.
12. Persson GR, et al. Perceived risk of deteriorating periodontal conditions. 2003;J Clin Periodontol. 30：982-989.
13. Lang NP, et al. Periodontal risk assessment （PRA） for patients in supportive periodontal therapy （SPT）.2003;Oral Health Prev Dent.1：7-16.
14. Renvert S, et al. Supportive periodontal therapy. 2004;Periodontol. 2000.36：179-195.
15. Chandra RV. Evaluation of a novel periodontal risk assessment model in patients presenting for dental care. 2007;Oral Health Prev Dent. 5：39-48.

No.6 歯周治療の腕前と教えるべき理論と実践

a. 寿司屋の技術は1年で学べるか？

あるテレビ番組で元IT企業経営者が寿司職人の技術は寿司アカデミーで学べば数か月間で習得できる，丁稚奉公はもう古いという持論を展開しました．ほかのタレントも交えての議論になり，あるタレントは徒弟制度の意義を解説し，別のタレントは独力でも可能と話しました．後日，関東学院大学教授の新井克弥氏のブログでも紹介されました[1]が，これは歯科治療技術の習得方法を考える際にも興味のあるテーマです．

寿司アカデミーは「セミナー」や「講習会」と同じで，寿司を握るためのハウツーを教えているのでしょう．最小限の努力で最大限の効果が上がることを狙っています．歯科の商業雑誌には「○×塾」「○×セミナー」と称して治療技術を教える有料講習会の案内が毎月掲載されています．治療方法の勘所を教えてくれますが，試行錯誤するという手間をかけないため，想定外の状況下で失敗した際の対処法までは学べないでしょう．

一方，徒弟制度では師匠の経験に基づいて失敗するパターンや最善の対処法も学べます．チャレンジ精神に富み失敗を恐れないタイプの先生は試行錯誤を繰り返して技術を習得できるでしょう．歯科医師になった後の大切な時期にメンターに恵まれず，講習会にも通わず，我流の治療が身についてしまうと，修正は困難です．独力でレベルアップを図れる人は良いでしょうが，一般的には難しいでしょう．

「見習い」という言葉がありますが，指導者の仕事を見て習うこと，修行する人のことを指しており，昔から技術を覚えるための一般的な方法でした．指導については，旧日本海軍の連合艦隊司令長官であった山本五十六の語録のなかの「やってみせ，言って聞かせて，させてみせ，誉めてやらねば，人は動かじ（実際にやってみせる．やり方を言って聞かせて，ほめないと人は動かない）」がよく引用されます．最初の「やってみせ」がとくに重要です．正しい治療方法を見せないと，良質な「見習い歯科医師」は育ちません．

ブログを書いた新井氏は，技術を「ゲシュテル」と「テクネー」というドイツ語で説明しています．回転寿司とグルメガイドに掲載される寿司屋とでは，寿司職人の技術的な差は明らかでしょうし，そもそも値段が1ケタ違います．米国に比較して日本の歯周病専門医は同等の治療技術を有しても保険診療報酬が1ケタ低いのはいかがなものかと思います．努力の対価が得られなければ，歯周病専門医を目指す歯科医師は増えないでしょう．

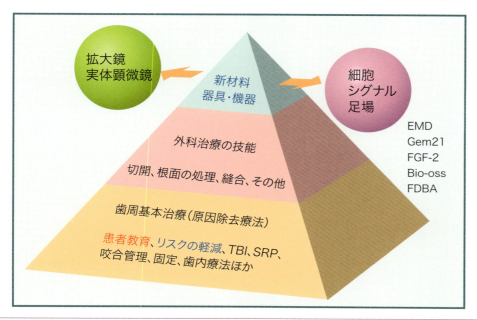

図6-1 歯周組織再生療法を成功に導くための治療ステップ（治療のピラミッド）．

b. 歯周治療の技量—1級から10級まで—

歯科医師の治療技術，とりわけ歯周治療の習得にはどれくらいの時間がかかるでしょうか．基本的に，矯正治療や歯周治療は歯冠修復，義歯あるいは抜歯に比較して治療期間が長く，治療の成否を判断するのに時間がかかります．結果が出るまでに試行錯誤するため，技術の習得には数年を要します．

寿司アカデミーのようにはいきません．日本歯周病学会が専門医取得を学会入会後5年に設定しているのは妥当です．

拙書「考えるエンドドンティクス」に掲載した「根管治療の腕前」と同様に，筆者の主観で歯周治療の技量を1級から10級まで分類しました．本書を参考にして練習を積めば，3級まではレベルアップできると思います．

繰り返しになりますが，臨床を始めた初心者は良きメンターに学ぶのが上達の近道です．良いお手本を学ぶことは有利です．独力でやれる自信のある人は医療事故に注意してトライするでしょうが，リスクが高いと思います．我流で診断や治療を行うのは患者と自分双方にマイナスです．論（EBM）より証拠（症例），診断および治療のお手本を示してくれるメンターに学ぶほうが上達は早いでしょう．もっとも，いつまでもメンターから学び続けることは不可能で，自分の頭で考える習慣を身につけ，自分のスタイルを確立することが大切です．以下に「守・破・離（師の教えを守り，それを基に自分のやり方を見つけ，最後は自立する）」の実践を通した歯周治療の技量（1級から10級まで）の内容を挙げておきます．

1級：生物学的な素養を有する臨床医である．個体医療を実践している．患者の健康文化度が向上し，患者との信頼関係も強固で「患者」が「信者」にもなっている．長期的な予後を高い確率（90％程度）で維持できる．
2級：歯周補綴あるいは包括的歯周治療後に10年以上良好に経過している症例を多数経験している．既存の考えに疑問があれば，自ら原著論文を読み，治療の根拠を評価しEBMを考慮して自分の臨床を実践している．
3級：Hopeless Teethの再生療法に習熟している．自分の症例で書籍を出版している．
4級：部分層弁の形成に習熟し，遊離歯肉移植術（FGG：Free Gingival Graft）や根面被覆ができる．
5級：歯周治療の実際を自分の症例で語れる．
6級：歯周治療をしているが，英語の原著論文を読んだことはない．症例報告をしたことがない．
7級：全顎的な治療計画を立てたことがない．歯周外科治療をしたことがない．
8級：ブラッシングによるプラークコントロールの効果とその限界を経験したことがない．スケーラーのシャープニングをやったことがない．写真を撮らない（臨床を記録しない，データを採らない）．
9級：患者教育をしない．専門知識，コミュニケーション能力，診断力，説明力および会話力が乏しい．
10級：歯周治療をすべて歯科衛生士に丸投げし，100年前と変わらぬ抜歯と置換医療を繰り返している．

歯周病は感染症で生活習慣病でもあり，患者教育による患者の自覚と治療に対する協力を引き出すことが治療の基盤になります．つぎに患者ごとのリスク因子を丹念に取り上げてリスクの軽減を図りつつ，根管治療をはじめとする歯周基本治療を行います．

筆者は大学病院で診療しているので，欧米で使用されている製品であっても国内未承認薬は使用できませんが，これらはプラスαの効果が期待される程度で，決定的な「治療成績」を担保するとは考えていません．むしろ徹底した歯周基本治療が良好な治療成績を得るカギになると考えています．

なお，広汎型の中等度から重度慢性歯周炎患者の治療では歯周補綴が不可欠なため，補綴治療が必要になります．

図6-1に示すように歯周治療が各治療ステップの積み重ねであることを理解し，治療オプションを増やす努力が求められます．

c. 経験は最も難しいレッスン

「In teaching clinical field, experience is the most difficult lesson; without experience there can be no reliable intuition and thus no reliable art（臨床の場で教えていると，経験は最も難しいレッスンである．経験がなければ，信頼に足る直観や治療技術は存在しえない）」[2]．

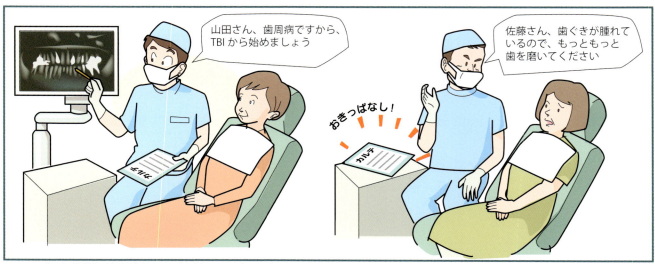

図6-2 データ(診断，治療計画および治療経過など)を記録する習慣を身につけることで失敗の少ない歯科医師になることができる(左図).

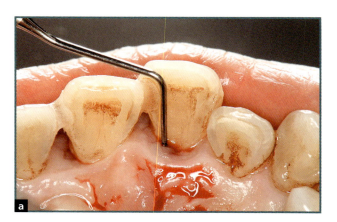

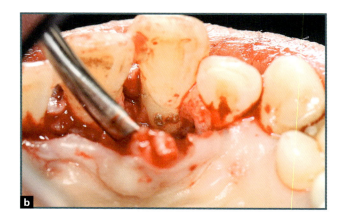

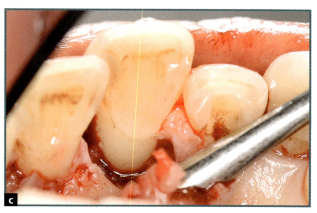

図6-3a〜c 汚染された根面上の感染源除去(デブライドメント).

　この言葉のとおり，治療の上達には臨床経験は不可欠ですが，過度に過去の成功体験に依存しすぎるとミスが出ます．患者が来院したら，新たな気持ちを持って患者に向き合う必要があります．そして，治療した経験を記録して症例をまとめる習慣を持つこと，診断，治療計画および治療経過について患者ごとにひとつのストーリーとしてまとめNBMを実践することを心がけましょう．

　この習慣が身につき診断，治療および経過観察を通して「暗黙知」が豊かになると，初診で患者を診察した際に，過去の自分の経験に基づいて直観的に治療のゴールを提示することが可能になります．もっとも，多少の修正は必要です．治療技術の向上と維持については「継続は力

歯周治療実践のための暗黙知と形式知

咬合異常の分類	特徴	具体例
身体的に活性化される	神経症的なものも多少ある	夜間のブラキシズム，指を吸う癖，爪を噛む癖
精神的ストレスにより活性化される	神経症的でなく，ストレスに対する反応による	戦争時の兵士，高層ビル上の労働者，長距離トラック運転手，アスリート，激痛に見舞われている人
習慣的な原因	釘や鉛筆を噛む職業，癖	裁縫師，室内装飾業者，作家
内分泌異常	疾患により，筋肉が痙れんを起こす	破傷風，骨膜炎，てんかん
過剰な代償的運動	外傷性咬合や過高な補綴物により通常の代償的運動が行いにくくなる	

図6-4 異常咬合の5分類．

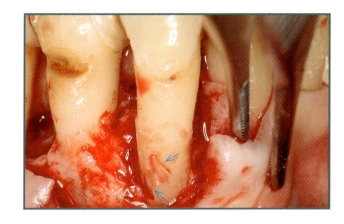

図6-5 セメント質剥離（矢印）．

なり」です．そして，一度身についた治療技術はなくなりません．

　筆者は若手の先生方には拙速に症例をこなすのではなく，症例ごとにデータを記録しながら症例をまとめることを通じて失敗の少ない歯科医師を目指すことを推奨しています（**図6-2**）．

d. 修得すべき診断と治療法

　歯周治療の長期的成功にはHuman Preparationが肝要です（**図4-1**参照）．患者とのコミュニケーションと情報提供を通じて患者の口腔の健康意識ひいては健康文化度を高める「言葉の治療」が必要です．そのためには，専門的な知識に加えて効果的な説明方法を身につけることも大切です．

　診断においては，臨床推論による患者ごとのリスク因子の推測，歯周検査によって歯周組織の炎症および破壊の程度を把握します．歯周基本治療では，原因の除去，すなわち患者ごとの原因とリスク因子を可及的に取り除きます．歯周基本治療の効果と限界を経験しながら，歯周外科治療や歯周補綴を学びます．

e. 硬組織＋軟組織の掻爬

　う蝕，根管治療および歯周治療では，エナメル質，象牙質あるいはセメント質といった硬組織に付着したバイオフィルム，壊死したセメント質および歯肉縁下歯石を機械的に除去して汚染された部位を郭清します．抜歯窩の軟組織の掻爬も重要で，ソケットプリザベーションやGBR法を適用する場合には，軟組織は可及的に除去します．術者の治療で最重要なのは，汚染された根面のデブライドメントです（**図6-3**）．

f. 消えた「歯周病の異常咬合原因説」

　歯周病には「炎症型」と「非炎症型」が存在し，異なる段階で2つのタイプの歯周病が共同して関与するという「歯周病の異常咬合原因説」が1975年に報告されました[3]．

「非炎症型」歯周病の病態説では，歯周病を「感染による炎症反応の有無に関わらず，咀嚼系における自己破壊的な過程」と捉え，歯周病は異常咬合（パラファンクション）によって進行すると考えました．異常咬合が5つに細分類され，それぞれの特徴が解説されています（**図6-4**）．

当時は「リスク因子の概念」はなく，喫煙の有無も調べてないため，「非炎症型」歯周病のなかにはスモーカーとブラキサーが含まれていたのではないかと推察します．

「歯周ポケット形成」については，異常咬合によって歯槽骨が吸収したのちに歯周ポケットが形成されると言う「仮説」が提唱されましたが，エビデンスや論文が乏しく，「異常咬合による非炎症性の歯周病進行説」は消えていきました．

しかし，プラークが多量に付着している歯肉炎患者やプラークの付着はわずかであっても深い歯周ポケットを多部位に認める歯周炎患者を診ていると，プラークのみで急速な歯周炎の進行を説明できません．臨床経験と観察結果から「異常咬合によって歯周炎は急速に進行する」と考えている日本の臨床家は多いと思います[4~7]．

筆者もこれまでの臨床経験から，急速な歯周組織の破壊に異常咬合が関わると考えられるケースを経験しています．そのなかには，歯周炎の急性発作が起きた症例で診断的治療を行った際に「セメント質剥離（**図6-5**）」を観察することがあり，加齢にともなうセメント質の肥厚と異常咬合が関わってセメント質剥離が生じ，歯周炎が急速に進行したと考えられるケースをしばしば経験します．異常咬合の影響が積算され，ある段階で臨床症状として現れるのでしょう．これも複雑系から説明可能な現象だと思います．

生活歯の臼歯が歯根破折した患者に抜歯後にインプラント治療を行い，咬合機能を付与し1年以内にDisintegrationを起こした症例を経験したことが2度あります．この患者らはバイトプレートを作製したにもかかわらず，半年程度で使用しなくなっていました．患者の性格あるいはコンプライアンスのレベルも関わった症例と考えていますが，筆者は患者によるパラファンクションが主な原因と考えています．癖で食いしばる悪習癖もパラファンクションの一種ですが，最近はDCS（Dental Compression Syndrome）と呼ばれています．臨床の観察からはDrumの提唱した「異常咬合による非炎症性の歯周病進行説」に賛同できると思います．

g. DCS（Dental Compression Syndrome）

DCSは症候群であり，科学的検証が十分ではなく，そのメカニズムや疫学はあまり明確に解明されていません[8,9]．なぜ患者は歯を食いしばるのでしょうか．「癖」として片づけ，改善策は認知行動療法がある程度です．

DCSと顎関節症との関連性が報告[10]されていますが，DCSもTCH（Tooth Contacting Habit）も動物実験では再現し難く，過去の動物実験からヒトの歯周病の進行に異常咬合が関与していないとは言えません．

ストレスによってDCSが惹起されるわけではないと報告[11]されていますが，DCSやTCHはまだ症候群のレベルで，結論を出せる段階ではありません．患者の訴え，顔貌，顎関節の状態，咀嚼筋の痛み，脳機能との関わり，口腔内外の観察研究や臨床研究が必要な領域です．

h. パラファンクションの影響と制御

細菌感染によって生じた炎症反応に咬合性外傷が共同して作用し，歯周組織破壊を引き起こすという概念は現実的な説明として許容されています[12]．外傷性咬合が歯周病の病因に及ぼす役割[13]を明確にすることは長年の懸案です．

ヒトの口腔内は無菌状態にできないため，術者の適切な治療と患者自身のセルフケアの両方が咬合管理に必要です．外傷性咬合が歯肉縁下の骨内欠損形態に及ぼす影響についてはエビデンスが乏しく，検証が必要です[14]．

ジグリングタイプの外傷性咬合の影響が研究されていますが[15]，動物実験の結果をそのままヒトに当てはめることはできません．

とくにラットのような小動物は狭い檻に入れて飼育しており，運動不足になるだけでなく健康な状態とは程遠い環境で飼育されます[16]．イヌやサルのような大型動物にしても同様で，野生の状態とは程遠いストレスのかかる環境で飼育されています．

動物実験のエビデンスレベルはケース・シリーズや専門家の意見よりも下位に位置づけられています．言い換

えば，エビデンスのヒエラルキー(**図2-3**参照)の観点からは，Glickman，WaerhaugおよびLindheらの論文のエビデンスレベルは5以下(ケース・シリーズ，動物実験)と言うことになります．

さらにヒトは十人十色で，歯周病の罹患性にも個体差が存在します．プラークコントロールが不良でも歯周炎の進行しない歯周病の抵抗群が10％程度存在します．

筆者は咬合性外傷と細菌由来の炎症反応の結果として歯周組織破壊が促進されるという考えに異論はありませんが，患者ごとのリスク因子の比重が定量的に評価できないため，細菌の量的な減少，質的な改善および咬合力の制御を行って治療効果を評価しています．また咬合力の制御は，日中の歯ぎしりは認知行動療法で，夜間の歯ぎしりはバイトプレートで対処しています．長期にわたる臨床研究が望まれる領域です．

参考文献

1. 新井克弥．寿司の技術は1年で学べるか？ ホリエモンの提言を考える．BLOGOS．2016年2月11日．http://blogos.com/article/162331/
2. Amsterdam M. Periodontal prosthesis. Twenty-five years in retrospect. 1974；Alpha Omegan. 67：8-52.
3. Drum W. A new concept of periodontal diseases. 1975；J Periodontol. 46：504-510.
4. 池田雅彦．New Concept 治りやすい歯周病と治りにくい歯周病―診断・治療・経過―．東京：ヒューロン・パブリッシャーズ．2011.
5. 池田雅彦．"力"のマネージング 力のコンプレックス・シンドロームを超えて．東京：医歯薬出版．2015.
6. 内藤正裕．内藤正裕の補綴臨床 オーバーロードと向き合う．東京：医歯薬出版．2015.
7. 押見 一．線を引かない歯科臨床．東京：医歯薬版．2016.
8. McCoy G. Dental compression syndrome: a new look at an old disease. 1999；J Oral Implantol. 25(1)：35-49.
9. McCoy G. Dental compression syndrome and TMD：examining the relationship. 2007；Dent Today. 26：118-123.
10. 木野孔司．TCHのコントロールで治す顎関節症．東京：医歯薬出版．2013.
11. Genco RJ, et al. Relationship of stress, distress and inadequate coping behaviors to periodontal disease. 1999；J Periodontol. 70：711-723.
12. Glickman I. Inflammation and trauma from occlusion, co-destructive factors in chronic periodontal disease. 1963；J Periodontol. 34(1)：5-10.
13. Glickman I, Smulow JB. Further observations on the effects of trauma from occlusion in humans. 1967；J Periodontol. 38：280-293.
14. Waerhaug J. The infrabony pocket and its relationship to trauma from occlusion and subgingival plaque. 1979；J Periodontol. 50：355-365.
15. Ericsson I, Lindhe J. Lack of effect of trauma from occlusion on the recurrence of experimental periodontitis. 1977；J Clin Periodontol. 4：115-127.
16. Martin B, et al. "Control" laboratory rodents are metabolically morbid: why it matters. 2010；Proc Natl Acad Sci. USA. 107：6127-6133.

No.7 EBMとその落とし穴

a. EBMも経験則もどちらも帰納法

EBM（Evidence-Based Medicine）は1991年にカナダのマクスター大学のGordon Guyattが初めて使用した造語です．EBMは個々の臨床家の勘と経験に依存した治療（Experience-Based Medicine）ではなく，個々の患者の問題点に対して医学的に利用可能な最良のエビデンスを適応しようとする医療です．

患者ごとの臨床像の多様性と複雑性を勘案して，患者ごとの問題を取り上げ，最適なエビデンスを探す努力が必要だとする姿勢は正しいのですが，実行することは容易ではありません．エビデンスを得るためには文献を批判的に読んで評価することが必要ですが，膨大な医学情報を個人レベルで処理するのはきわめて困難です．

EBMを実践するには，インターネットを使いこなすことと英語力が不可欠であり，科学論文を読解するトレーニングを受けていない歯科医師にはハードルが高いでしょう．とりわけ，歯科治療のように外科的治療が中心で術者の治療技術と暗黙知が結果を大きく左右する医療分野では論文（EBM）の解釈が困難です．

EBMが目的とする理念と目指す方向は正しいものの，実践は非常に困難なため，EBMの理想と現実のギャップにジレンマを感じている臨床家が多いのではないでしょうか．Guyatt氏はその著書のなかで，「Evidence never tells you what to do」と述べています．結局，EBMの考えからみえてくるものは「医療の不確実性」だと思います．EBMでは医師あるいは歯科医師の偏った臨床経験に基づく医療ではなく科学的根拠が大切とされ，個人の「臨床経験」が軽視される傾向があります．臨床の経験則（暗黙知）を論文や書籍（形式知）へ転換すること（**図1-3**参照）が容易でないからかもしれません．

b. EBM vs 経験譚（臨床の暗黙知）

EBMは「科学的な根拠に基づく医療」と訳されますが，この場合の「根拠」とは臨床研究や症例報告に基づいた学術論文であり，エキスパートの経験譚と同様に「帰納法」に基づいており，確固たる科学的根拠に基づいて治療が実践されているわけではありません．また，EBMで紹介される研究結果は，ある一定の「限定」条件下において統計学的に科学性が担保されていますが，EBMの結果を目の前の患者の治療方針に適応できるわけではありません．もっとも，歯周治療や歯内療法は，術者の臨床技能によって治療成績に大きな差が生じることから，エキスパートの経験譚からは学ぶことは多いでしょう．メンターが歯周治療のエキスパートであれば歯周治療の腕前を上げるチャンスは確実に増えます．

歯内療法学関連のメタ解析やシステマティック・レビュー論文を読む限り，これまでの研究論文はエビデンスレベルが低いとされますが，この「エビデンスのレベル」という概念はファンタジー（幻想）にすぎないという見解もあります[1]．論文ばかり読んでいる「エビデンス至上主義者」は臨床経験が少ないためか，臨床経験を軽視する傾向があります．いわゆる「EBMの達人」は優秀な臨床医（いわゆる"ゴッドハンド"あるいは生物学的素養を持つ臨床家）とは真逆の存在（評論家）になる傾向が強いでしょう．

良質な医療を提供するには，独善的な経験主義は危険ですが，エビデンスの習得と臨床経験をバランス良く実践することが肝要です[2]．各学会でEBMに基づくガイドラインが作成されていますが，「ガイドラインは三流を二流にするが，一流を二流にする」と揶揄されることもあるように，個人の臨床経験を否定するものではありません[3]．エビデンスやガイドラインが治療を決断するのではなく，あくまでも治療は人が行うのです．

c. EBM再考

EBMは医療従事者の「勘や経験による医療」ではなく「科学的根拠に基づく医療」を普及させることを目的とする考え方ですが，ここでは別の視点からEBMを考えてみたいと思います．

歯周治療実践のための暗黙知と形式知

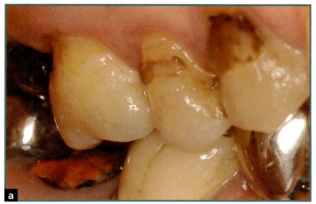 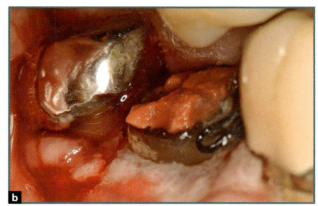

図7-1a,b **図a**：下顎第二大臼歯の歯肉縁下う蝕．**図b**：臨床的歯冠長延長術（歯槽骨切除および部分層弁を作成した歯肉弁根尖側移動術）を行った後の状態．固有歯槽骨を切削し、同時に歯根膜を掻把するので、上皮性および結合組織性の付着を回復できない場合、生体は歯槽骨を吸収させて生物学的幅径の維持を図る治癒形態を取る．

　EBMのEvidence（根拠）をExperience（経験）、Economics（経済）、Efficacy（効率）、Ecology（エコロジー、生態学）、Ethics（倫理）、Education（教育）に変えて考えてみると、倫理的に正しい医療が理想ですから患者側から期待される優先順位はEthics > Evidence > Efficacy > Economicsでしょう．EconomicsやEfficacyを優先して、Economics > Efficacy > Evidence > Ethicsでは困りますが、Economicsを考えないと経営は成り立ちません．

　「道徳なき経済は罪悪であり、経済なき道徳は寝言である」とは二宮尊徳の言葉です．医療にも同じ側面があります．倫理あるいは道徳のある医療が望まれますが、採算度外視の医療（経済なき医療）は現実的ではありません．

　今から約20年前に医局の先生が米国に留学した際、ご夫人のインレーが脱離して歯周病の専門医に診断してもらったところ「Subgingival Caries」との診断を受けて2万円、歯槽骨切除術に15万円のお金を請求されたという話を聞いたことがあります．日本の保険診療では、画像診断のみでは診断料はなく、歯槽骨切除術の保険診療費は1,100円で、当時の米国で支払われる医療費の100分の1以下の対価です．

　日本では歯肉縁下う蝕（**図7-1**）のある患歯に対してエビデンスに基づいて生物学的幅径とFerrule（帯環）効果を確保して歯を保存できる治療法の対価がほとんど評価されていません．

　EBMが患者の健康の最大化を図るための方略に使われても、肝心の医療評価がともなわなければ、患者に高度な医療を提供することはできません．EBP（Evidence-Based Policy：根拠に基づいた医療政策）も必要です．

　筆者のように大学で教育をしている立場では、Economicsを考えることが少ないのでEthics（倫理）あるいはEducation（教育）を重視する傾向が強くなりがちです．もっとも患者に最良の医療を提供したいと思っても患者の経済的理由によって治療方針が決まることがしばしば起こります．これは患者側の経済的理由によるEconomics-Based Medicineと言えるかもしれません．

　個人の経験則に基づく医療は信用できないという理由から「Evidence-Based Medicine」が登場したものの、豊富な臨床経験がないと適切な医療を実践できないという現実は「Experience-Based Medicine」の重要性を逆に浮き上がらせています．

　「直観」とか「適応性無意識」と呼ばれる領域、すなわちエキスパートの経験譚（臨床の暗黙知）から学ぶことは多いでしょう．治療技術を習うのに良きメンターから指導を受けるメリットは計り知れません．歯科医療では外科的治療が多いため、個々の歯科医師の「Experience」なしには適切な治療を実践できません．ある程度はEvidenceに基づいていても、治療の詳細は個々の歯科医師ごとに異なります．筆者の場合であれば、Takahashi-Based Medicine（TBM）と呼ばれるかもしれません．

　21世紀の世界は「有限の地球」「知識の爆発」「社会の高齢化」に突入したと言われます．地球に優しいエコを考えた医療、Ecology-(Energy-)Based Medicineおよび超高齢社会に対する医療、換言すれば、健康長寿に貢献する医療、Elderly-Based Medicineが今後のキーワードとなり医療においても新たなパラダイムが形成されるでしょう．医療や治療の概念は時代とともに変化していくものです．

Part 1

表7-1 臨床研究における争点（未決着例）

①骨外科を行う意義と方法の根拠	⑥長い上皮性付着の安定性および予後
②ポケット除去療法の功罪	⑦長い上皮性の付着は結合組織に置換されるか？
③付着歯肉あるいは角化歯肉の必要性	⑧フルマウスディスインフェクションの効果と有用性
④歯肉弁根尖側移動した際の長期予後	⑨SPT時のDown Hill群およびExtremely Down Hill群の存在と比率
⑤歯周炎進行に及ぼす外傷性咬合の影響	

※Well Maintained群＝「予後良好群」，Down Hill群＝「予後悪化群」，Extremely Down Hill群＝「予後の極端な悪化群」の詳細についてはPart 2・No.24・j．「治療の予後」を参照．

d. EBMの第一歩は自分のデータを持つこと

臨床家（実践家）にとっては，症例報告が名刺代わりです．自分で実践した症例を語れない歯科医師は「評論家」とみなされます．歯周治療の技量は6級以下です．「評論家」も必要ですが「実践家」ではないことを認識しておく必要があります．論文には書いていない臨床の「定石」や「暗黙知」を身につけていなければ，個々の症例で最善と思われる結果は得られません．この個々の症例について「考える」習慣は「仮説思考」のトレーニングを積むことでレベルアップが可能です．

自分の臨床（実践）を記録し，見直す作業を通してこそ臨床力が鍛えられます．「自分のデータ」を持つことの重要性は基礎研究でも臨床でも同じなのです．

e. 歯周基本治療が糖尿病患者の血糖コントロールに及ぼす効果 — EBMの落とし穴 —

臨床研究では，実験のデザインや被験者の違いにより真逆の結論が導かれることがあります．たとえば，過去20年間の歯周医学研究から歯周治療は2型糖尿病（DM）患者の血糖コントロールを改善するというコンセンサスが得られていましたが，Engebretsonらは2013年に発表した論文で真逆の結論を発表しています．

Systematic Review（SR）では，従来どおりに歯周基本治療には糖尿病患者の血糖コントロールを改善する効果があると結論し[4]，一方の臨床研究では効果がなかったと報告しました[5]．翌年の2014年，各国の歯周病学研究者らが共同でEngebretsonらのJAMA論文に対して反論しました[6]．

JAMA論文に対する批判のポイントは，①被験者群の歯周炎の重症度が低い（平均歯周ポケット深さ3.3mm），②歯周治療の効果があまりみられない，③平均BMIが34.7kg/m^{2}と著しく肥満度の高い糖尿病患者が選ばれている，④ベースライン時の血糖コントロール値がすでに低いため，歯周治療の効果が出にくいという点でした．

重度の肥満患者では脂肪組織からのTNF-α産生量が多いため，歯周治療によって歯周組織のマクロファージから産生されるTNF-α量が減少しても全身レベルのTNF-α量にはあまり影響しないと考えられます．肥満度が高ければ糖尿病の重症度も高くなるため，その分歯周治療の効果が出やすくなるという仮説は成り立ちません．

f. 臨床研究自体のEBMを考えろ

臨床研究では被験者の選別方法によって上記のような真逆の結果が生じ得ます．しかし，そこから新たな真実が発見される可能性もあるのです．

論文から推測すると，①ベースライン時のHbA1c値が高く，②少し肥満（BMIが25.0kg/m^{2}前後）で，③歯周治療の効果が出やすい患者，簡単に言えば，歯周組織の炎症が顕著で深い歯周ポケットの残存する糖尿病患者を集めれば，歯周治療によって歯周組織から産生されるTNF-α量の減少が全身レベルのTNF-α量の変動に影響しやすくなり，歯周治療による血糖コントロールの改善が認められやすいということでしょう．

このことは臨床研究では患者亜集団を上手く選別すれば，都合の良いデータが出せることも意味します．また，

たとえランダム化試験（RCT）であっても議論の余地があり，上記したような真逆の結果が出てしまっても，再現実験をすることは困難です．EBMの問題，換言すれば臨床研究の問題点と言えるでしょう．

　Cochrane LibraryのSystematic Reviewsデータベースによると，歯周治療によりHbA１ｃ値が短期的には0.29％減少するが，HbA１ｃ（％）自体が代理のアウトカムであり，真のアウトカム（合併症や死亡率の減少）ではないため，今後の研究が必要とされています[7]．

　歯周治療が糖尿病患者の血糖コントロールに及ぼす効果と同様に，これまでの臨床研究には数多くの論争（**表7-1**）があり，明確な結論は出ていません．この状況は歯周治療の科学性が補綴治療ほどではないにしてもあまり高くないことを示唆しています．

参考文献

1. 岩田健太郎．神戸大学感染症内科版TBL—問題解決型ライブ講義集中！5日間．東京：金原出版．2013．
2. 髙橋慶壮．考えるエンドドンティクス—根管形成と根管充填の暗黙知と形式知—．東京：クインテッセンス出版．2015．
3. Haynes RB, et al. Physicians' and patients' choices in evidence based practice. 2002；BMJ. 324(7350)：1350.
4. Engebretson S, et al. Evidence that periodontal treatment improves diabetes outcomes：a systematic review and meta-analysis. 2013；J Periodontol. 84(4 Suppl)：S153-169.
5. Engebretson SP, et al. The effect of nonsurgical periodontal therapy on hemoglobin A1c levels in persons with type 2 diabetes and chronic periodontitis：a randomized clinical trial. 2013；JAMA. 310：2523-2532.
6. Borgnakke WS, et al. The multi-center randomized controlled trial (RCT) published by the journal of the American Medical Association (JAMA) on the effect of periodontal therapy on glycated hemoglobin (HbA1c) has fundamental problems. 2014；J Evid Based Dent Pract. 14：127-132.
7. Simpson TC, et al. Treatment of periodontal disease for glycaemic control in people with diabetes mellitus. Cochrane Database Syst Rev. 2015 6；(11)：CD004714.

No.8 歯周治療のNBM

a. 個体医療(個別医療)

　筆者が岡山大学歯学部の歯内療法学および歯周病学を担当する教室に残った頃は医局の症例検討会が週に2,3回開かれていました．教室会のある木曜日には抄読会と症例検討会，研究発表および医局の行事予定が報告されました．

　症例検討会の席で，村山洋二先生(現岡山大学名誉教授)が必ず尋ねた3つの質問は「結局，どんな患者ですか？」「患者は何を求めていますか？」「患者をどこへ導くつもりですか？」でした．当時は「村山先生の洗礼を受ける」とか「村山教(イズム)の注入」という表現がなされていました．

　歯科医療のゴールは患者ごとの健康文化に依存して変わるため，しばしば治療方針が相対的に決まりますが，保険診療や教科書に載っているような画一的でワンパターンの治療方針を当てはめて患者不在の医療にならないこと，今の言葉で言えばNBM(Narrative-Based Medicine)の重要性を話されたのだと思います．

　とくに臨床経験の少ない先生は既存の教科書的な知識に縛られ，型にはめようとしますが，医療は患者のために行うもので，患者ごとの価値観を重視しなければなりません．

　最先端の歯周治療を目の前の患者が望むとは限りません．病状が同じでも患者の満足度および価値観によって治療方針は大きく変わるという考え方が，歯科医療における「個体医療」に繋がります．歯周病は慢性疾患であり，組織破壊をともなっているため，治療と治癒に要する時間は長期にわたります．病的な歯の移動を生じている症例で矯正治療を追加すれば，1年以上は余分に治療期間が延びます(Part 2・No.17参照)．患者ごとのゴールと最善解が異なることはよく起こります．

b. 論より証拠

　臨床医学の仕事では患者にとって有益な治療結果を得ることが求められます．議論をすることは重要ですが，結果がともなわなければ「机上の空論」あるいは「砂上の楼閣」です．そもそも「理論」は必ずしも「真実」ではありません．ある時点で限られた知識をこねくり回して，もっともらしい論理を構築していることも多いと思います．

　NBMを実践し臨床思考(臨床推論)を鍛える場として勉強会や症例検討会があります．参加した歯科医師が各自の症例について診断と治療の実践を報告します．論文の紹介ではなく「論より証拠」を示す場です．発表した歯科医師の観察結果に基づく診断および患者との話し合いから決めた治療方針，治療内容および予後を発表して参加者同士で議論します．NBMあるいは「考える臨床」を実践するためには有効で，メンバーのレベルが高ければ得られる内容も濃いでしょう．また検討会に参加するにあたり，自分の症例をまとめることでアウトプットの勉強にもなります．

　臨床の暗黙知を形式知へと転換する作業を通して診断力と治療技術が身につきます．

c. NBMの実践例

　図8-1の患者は33歳の女性．前医から歯周病専門医宛の紹介状を持参して来院しました．全顎的に中等度から重度の慢性歯周炎でしたが，同時に侵襲性歯周炎の疑いもありました(図8-1a, b)．性格はやや内向的で心配性，肥満気味および喫煙経験ありでした．睡眠時無呼吸症候群の可能性を指摘して耳鼻咽喉科を受診してもらい，「軽度」と診断されました．

　上顎右側第二大臼歯はHopeless Toothと診断し，下顎両側の第三大臼歯とともに歯周基本治療の段階で抜歯しました．歯周基本治療後に深い歯周ポケットが残存する部位には歯周外科治療を適応しました(図8-1c)．上顎左側臼歯部に最終補綴(図8-1d)を行いSPTに移行しましたが(図8-1e)，SPT期間中の4年間で上下顎左側第二大臼歯の歯周炎が増悪し，抜歯しました．

　最近では患者本人も就寝時に食いしばっているという

歯周治療実践のための暗黙知と形式知

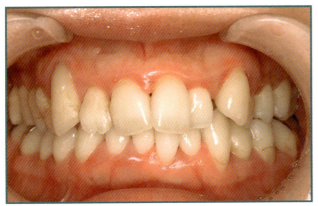

図8-1a　初診時の口腔内の状態．

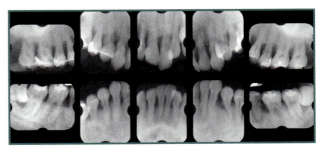

図8-1b　初診時のデンタルエックス線画像．

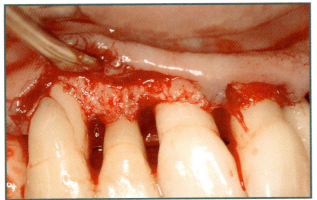

図8-1c　歯周外科治療時の状態．垂直的骨吸収と骨隆起を認めた．ブラキシズムの影響を予測させる．

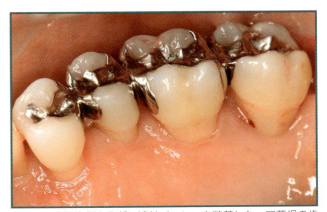

図8-1d　上顎左側臼歯部に連結インレーを装着した．口蓋根の歯肉退縮が観察される．上顎左側第二大臼歯は歯周炎が進行し約1年後に抜歯となった．

図8-1e　初診から5年後の口腔内の状態（SPT期）．プラークコントロールは良好で染色液で染めてもプラークの付着はわずかである．下顎左側第一大臼歯にも楔状欠損は認められない．

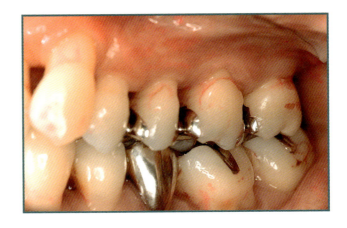

自覚があったため，再度別の医院を受診したところ，今度は睡眠時無呼吸症候群の「重度」と診断され，CPAPの使用を検討しています．

初診から8年半後の口腔内の状態およびデンタルエックス線画像からは，プラークコントロールは良好で，歯槽骨破壊は進行していませんが（図8-1f, g），上下顎左右側の大臼歯の著しい楔状欠損を認めました（図8-1h, i）．歯周組織に炎症がない場合，咬合力はCEJ（Cement-Enamel Junction：セメント-エナメル境）直下に集中してこのような歯質の欠損を生じさせるのでしょう．やはりこの患者には睡眠時無呼吸症候群に起因するブラキシズムが関わっていたと推論しました．

Part 1

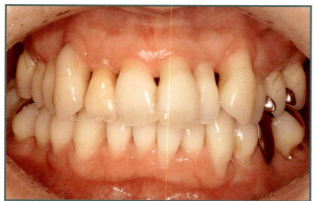

図8-1f 初診から8年半後の口腔内所の状態. プラークコントロールは良好で歯肉に炎症症状は認められない.

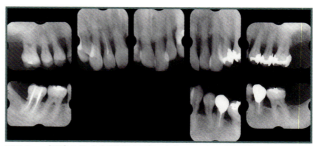

図8-1g 初診から8年半後のデンタルエックス線画像.

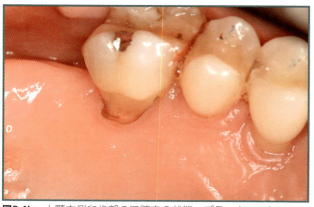

図8-1h 上顎右側臼歯部の口腔内の状態. プラークコントロールは良好であるが, 上顎右側第一大臼歯の口蓋根に顕著な楔状欠損を認める.

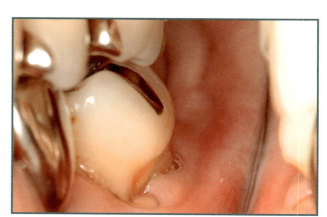

図8-1i 下顎左側の口腔内の状態. プラークコントロールは良好であるが, 下顎左側第一大臼歯頬側に顕著な楔状欠損を認める(図8-1eから3年半しか経過していない).

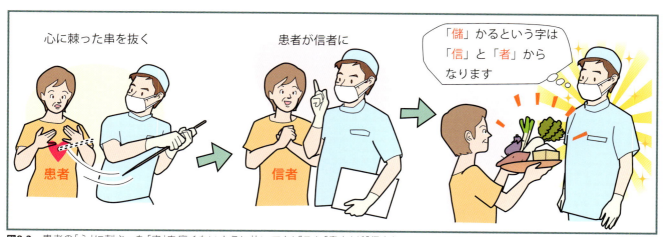

図8-2 患者の「心」に刺さった「串」を痛くないように抜いてあげると「患者」が「信者」になる. 医院も儲かるので理想的?

d. Non-Linear Chaotic Model から説明力へ

生活の不安, 家族内の不和, 悪習癖あるいは性格といった科学的に説明し難い諸因子の関与は患者との会話から見出されます. 患者を理解する姿勢がなければ, 個々の患者ごとに最適の医療を提供するという「個体医療」は実践できませんが, 会話に要する時間をコストに換算すると, 開業医にとって実践は容易ではないでしょう.

多くの歯周病患者については歯周治療後の長期的予後

は良好ですが，Down Hill（予後悪化）群に分類されるような患者については大臼歯の歯周炎が進行することがあり，予測は困難です．既存のリスク評価では，ある程度歯周炎が悪化してからの判断になるため，歯周炎のリスク評価のブレークスルーが必要です．

　筆者らが歯周炎進行の理論として唱える「Non-Linear Chaotic Model」では，歯周炎の病因に未知なる因子が関わっているであろうことも勘案しています．疫学をベースとした帰納法的なEBMやガイドラインで説明できない患者群についても説明可能と考えています．

　そしてヘビースモーカーやクレンチャーのNBMをともなった歯周治療を行う際には，禁煙指導や咬合力の制御を行わなければ歯周治療は成功しないでしょう．卓越した治療技術を身につけるのと同等に患者の歯周病のリスクを評価し，患者自身の気づきに基づく患者の行動変容を促し，治癒力を高めるように指導する「言葉の技術」とりわけ「説明力」が重要です．われわれ歯科医師はもっと，説明（言葉）を大切にしなければなりません．

　「説明力」が奏功して「患者が信者に」なれば，医院経営上も理想でしょう．患者の患は「心」に「串（悩み）」が刺さった状態を指し，心に刺さった串を痛くないように抜いてあげるのが医療です．信者の「信」と「者」を合わせると，「儲かる」になるからです（**図8-2**）．

参考文献

1．高橋慶壮．歯周治療失敗回避のためのポイント33―なぜ歯周炎が進行するのか，なぜ治らないのか―．東京：クインテッセンス出版．2011．

2．高橋慶壮．考えるエンドドンティクス　根管形成と根管充填の暗黙知と形式知．東京：クインテッセンス出版．2015．

No.9 歯周治療の定石

a. 基本的なコンセプト

歯周治療の基本的なコンセプトは患者教育による患者の健康文化の育成と患者自身による口腔清掃習慣の確立，原因（主に根面のバイオフィルムと壊死したセメント質）の除去とリスク因子の軽減です．咬合機能の回復に際しては，歯周補綴に加えて矯正やインプラント治療を併用するケースが増えています．歯周病のリスク評価を行い，治療とSPTに反映させます．

しかし，患者ごとの生体応答や治癒能力を正確に把握する方法が乏しいため，治癒反応については「診断的治療」をもって対応しているのが現状でしょう．健康文化度が低く，コンプライアンスの悪い患者はプラークコントロールが上達せず，喫煙やそのほかのリスク因子が改善されないため，治療効果は低い傾向にあります．そのため患者教育が上手くいかない患者の治療のゴールは低く設定します．

SPTに移行後，「Well Maintained（予後良好）群」は問題ありませんが，「Down Hill（予後悪化）群」および「Extremely Down Hill（予後の極端な悪化）群」に対しては継続的にリスク管理およびSPTを行う必要があります．

b. MI概念と治療オプション

歯肉切除術や歯肉弁根尖側移動術（APF：Apically Positioned Flap surgery）といった侵襲性の高い術式でポケット除去を行うよりもフラップ手術などで丁寧に根面の郭清を行ったうえで，SPTを継続して患者ごとの治癒力に委ねるほうがMI概念に沿っています．以前は3mm以上の歯周ポケットを除去することが「是」と考えられていましたが，現在は，軟組織を失うことのデメリット（歯根露出，知覚過敏症）や，長い上皮性付着は長期的に適切なSPT下である程度結合性付着に置換されることから，歯周ポケット深さが減少するポケット減少療法であるフラップ手術が基本になります．

一方，「歯肉弁根尖側移動術＋歯槽骨切除術」は付着歯肉の獲得と生物学的幅径の確保を可能にする術式でもあり，歯肉縁下う蝕のある患歯の保存的治療を可能にします．

図9-1に示した症例の患者は54歳の女性．下顎右側第二大臼歯に歯肉縁下う蝕を認め，第一大臼歯には穿孔による根分岐部の骨吸収，さらに第二小臼歯は歯冠破折して歯根が歯肉縁下にありました．そこで第一大臼歯にはヘミセクションを行い，第二小臼歯・大臼歯には臨床的歯冠長延長術を施した症例です．

歯周病の重症度が増せば，それだけ適応する治療内容が増えます．とくに歯周外科および歯周補綴あるいは包括的歯周治療を適応する患者では，数年単位の治療期間と数百万円単位の治療費がかかります（Part2・No.22，No.23参照）．歯周病の進行は一般的には緩やかであり，生体の治癒反応も時間がかかるため，拙速に治療を始めるのではなく，治療計画（概要）の立案を先行させます．歯周治療自体は「科学」というよりは「術」です．

c. 患者のコンプライアンスから患者の健康文化度がわかる

医療の現場で言われる「コンプライアンス」とは「医療従事者のアドバイスや指示に患者が従う行動の程度」と考えれば良いでしょう．患者が歯周治療に協力的で，プラークコントロールとリスクの軽減を行うことで良好な長期予後が確保できます．言語世界では，原因がなくなれば疾患は生じません．患者のコンプライアンスを得るには，歯科医師の説明力のほかにも患者の価値観や性格も関与します．患者の歯科既往歴は患者のコンプライアンスを得られるか否かの指標になるでしょう．

WHOはコンプライアンスのかわりに「アドヒアランス（Adherence）」という概念を導入しています．コンプライアンスは患者側が医療者側の出す薬剤の服用や指導を受動的に守る意味合いが強いので，今後は患者側が積極的に医療に関わる態度を表す「アドヒアランス」がより適切かもしれません．一方，歯周治療学の論文ではまだ

歯周治療実践のための暗黙知と形式知

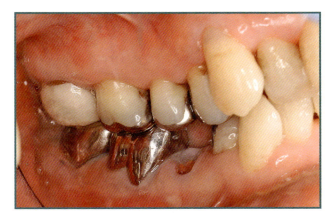

図9-1a 歯肉縁下う蝕のある患歯の保存的治療（歯肉弁根尖側移動術＋歯槽骨切除術）．

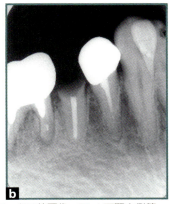
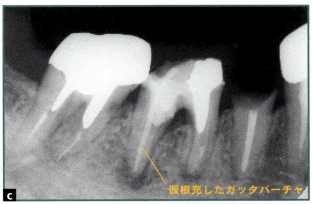

図9-1b,c 初診時のデンタルエックス線画像．図c：下顎右側第一大臼歯の遠心根管に仮根充した．しかし根分岐部の穿孔が大きいため遠心根はヘミセクションした（図9-1h 参照）．

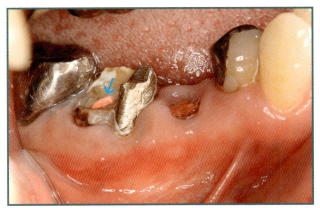

図9-1d 初診時の口腔内の状態．仮根充したガッタパーチャ（矢印）．

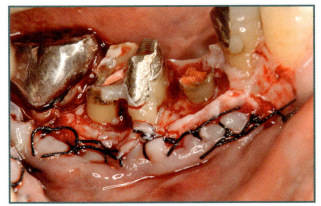

図9-1e 部分層弁を形成して歯肉弁を根尖側に移動し，生物学的幅径の確保およびFerrule（帯環）効果を得るために歯槽骨切除した．

コンプライアンスの言葉が使われています．SPTに積極的に通う患者は，そうでない患者に比較して有意に歯の喪失が少ないことが知られています[1]．

Nymanらによる40年前の論文からは，いかなる歯周治療を行っても患者がメインテナンスに通わなければ良好な予後を確保できないと報告されています[2]．長期的な予後を確保するには患者教育と定期的なメインテナンスが有効であることは今後も変わらないでしょう．逆に考えれば，コンプライアンスが悪く定期的なメインテナンスに通わない患者では原因除去とリスク管理が適切に行えていないので，予後が悪いのは当たり前です．喫煙を続ける患者や歯周炎が軽度な患者はコンプライアンスが低く，SPTに通わない傾向にあります[3]．

健康文化度が低い患者は，コンプライアンスが低いと

045

Part 1

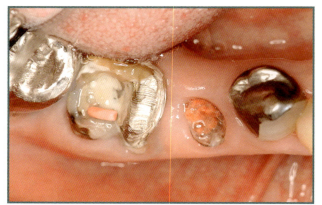

図9-1f　ヘミセクション前の咬合面観.

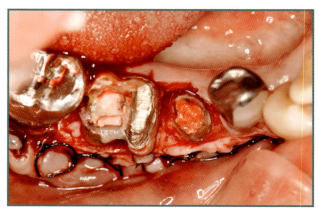

図9-1g　第二小臼歯・大臼歯には臨床的歯冠長延長術を施した.

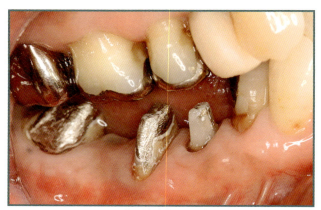

図9-1h　ヘミセクション後の治癒後の右側面観.

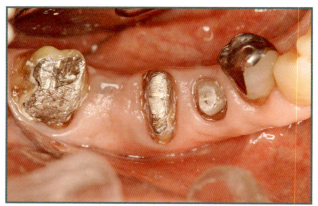

図9-1i　治癒後の咬合面観.

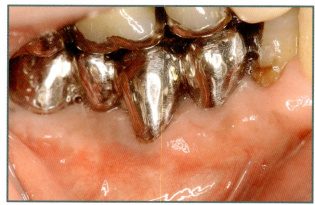

図9-1j　最終補綴時の口腔内の状態.

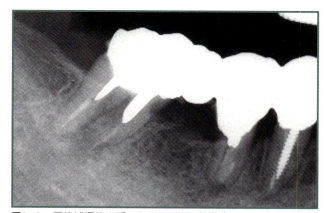

図9-1k　最終補綴後のデンタルエックス線画像.

解釈できます．筆者が歯周治療の要が患者教育と考えていることと同じです．

　歯周治療は決して万能ではなく，歯科医師の治療技術が優れていれば良好な長期予後が確保できるわけではありません．生活習慣病の治療とメインテナンスは医療者側と患者との二人三脚で行ってこそ達成可能となるのです．

d．治療方針(概要)の立案

　「初めに終わりのことを考えよ」とはLeonardo da Vinciの言葉です．全顎的な診査に基づく一口腔単位の診断および全顎的な歯周治療を行う際には，実践可能な治療計画(概要)を立てることが重要です．治療計画(概要)が不明瞭なまま治療をスタートすると，ゴールの定

まらない治療に陥ることが少なくありません．

　通常は複数の選択肢を示し，患者と話し合って治療方針と治療のゴールを決定します．実在世界では，保険診療の範囲内か自由診療の提案です．自由診療の場合には，歯周組織再生療法，矯正治療の必要性を説明し，歯周補綴治療としてはインプラント治療を応用するか否か，古典的なブリッジか義歯，コーヌス義歯かクラスプ義歯あるいは両者のコンビネーション治療を選択します．筆者は患者と相談のうえ年齢や治療費を勘案して決めます．いずれの治療も適切な歯周治療と患者教育が行われていることが長期予後の確保に必要です．

参考文献

1．Lee CT, et al. Impact of Patient compliance on tooth loss during supportive periodontal therapy. A systematic review and meta-analysis. 2015；J Dent Res 94：777-786.
2．Nyman S, et al. Periodontal surgery in plaque-infected dentitions. 1977；J Clin Periodontol. 4(4)：240-249,
3．Delatola C, et al. Non-surgical and supportive periodontal therapy：predictors of compliance. 2014；J Clin Periodontol. 41：791-796.

Part 1

No.10 診断とは何をすることか？
―診断に必要な臨床推論―

a. 誤診：To err is human, to forgive divine（過ちは人の常，許すは神の業）

　人は誰でも間違いや失敗をします．医療においては「誤診」や「医原病」が起こります．残念ながら，ミスのない医療は存在しません．沖中重雄先生（元東京大学医学部教授・神経内科医）が1963年の最終講義で自身の教授在任中の誤診率を14.3％と公表したことはよく知られています．患者10人につき1人は誤診したわけですから，一般の人はその誤診率の高さに驚き，医療関係者は逆にその低さに驚愕したという逸話があります．

　一般的には医科における誤診率はもっと高いのでしょう．一方，歯科における誤診率に関するエビデンスは見当たりません．歯内療法や歯周治療の場合，歯周組織の状態を知るには血液検査ではなく，画像診断と間接的な歯髄および歯周検査を複合的に行って診断します．筆者は歯周炎，歯根破折，穿孔あるいはそれらの複合病変の鑑別診断が難しい場合，「診断的治療」を選択します．つまり治療と診断を同時に行うのですが，予想が外れることもあります（**図10-1,2**）．

b. 診断名の少なさ

　医科に比較して歯科の診断名はきわめて少ないにもかかわらず，前医による誤診と医原病に遭遇する機会は多いと思います．医療は「不確実な行為」であり，失敗（ミス）は必ず起こりますが，失敗が少ないことが望ましいことは明らかです．

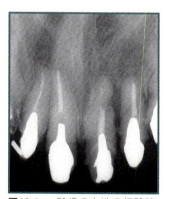
図10-1a　61歳の女性の初診時デンタルエックス線画像．

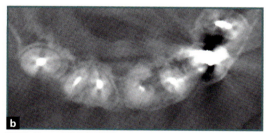 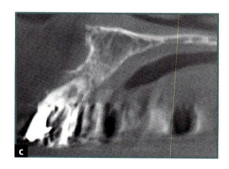
図10-1b,c　CBCT画像．

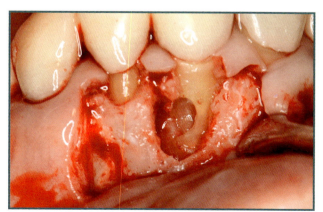
図10-1d　上顎左側中切歯の外部吸収であった．

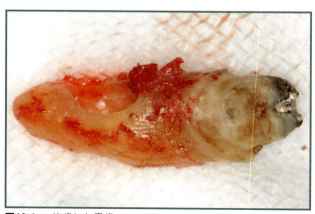
図10-1e　抜歯した患歯．

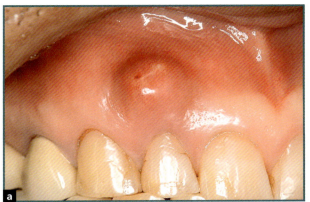
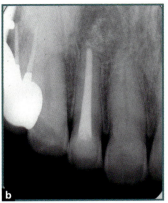

図10-2a,b　患者は68歳の男性．歯根中央部の破折．歯肉の腫脹を訴え来院した患者の口腔内画像およびデンタルエックス線画像．歯周ポケットは3mm以下であった．

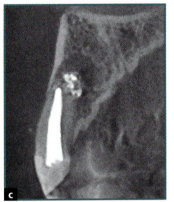
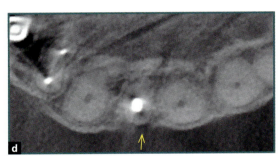
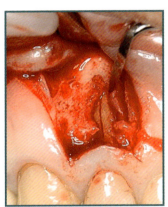

図10-2c,d　CBCT水平断面画像から唇側の骨吸収を認めた（矢印）．しかし歯根中央部の歯根破折を特定できなかった．

図10-2e　診断的治療を行ったところ，歯根中央部に縦破折を認めた．

「The best doctor is the one who makes the fewest mistakes（間違いが最も少ないのが最良の医者である）と述べたWilliam Oslerの「良医の定義」はわれわれ歯科医師にも当てはまります．

c．誤診を減らす工夫

保険病名のMT（Missing Teeth：欠損歯）は「歯を失った」状態を意味しますが，歯を失った理由や経緯，たとえば，歯列不正，生活習慣の違いやリスク評価の概念が欠落しています．ただ「歯がない」状態を示しています．病名になるのかどうかも疑問です．

前述した「日本の歯学部100年問題」の影響で，いかにして咬合機能の回復（置換医療）を図るかに関心が集まった結果，患者が歯を失った原因や経緯を追究し，患者教育を通して再発防止を図るという予防行為はあまり普及していません．しかし，誤診を減らすには疾患の原因を考える姿勢とトレーニングが不可欠です．つまり自分の行った診断と治療結果を記録し省察する習慣を持っていなければ，「誤診」を信じたまま（誤信）なので，「誤謬」のスパイラルから抜け出せなくなります．

d．医原病をつくらない歯科医師が理想 　―差し引き正味で害をなすことなかれ―

Hippocratesの誓いにあるこの言葉は，「Above all, do no harm」と言い，医師の治療介入がかえって患者に害を及ぼし得るとの自戒が込められており，歯科医師として臨床経験を積むほどに重みを増す言葉です．要するに「医原病をつくるな！」と言えます．「医原病をつくら

表10-1

	直観的思考 (Intuition, Inspiration)	分析的思考
例	ヒューリスティックス クリニカルパール	フレームワーク，アルゴリズム Bayesの定理など
特徴	スナップショット的な診断	網羅的な診断推論
メリット	迅速，効率的，芸術的	分析的，科学的
デメリット	バイアスに影響される リスクあり	時間がかかり，時に非効率的 豊富な知識が必要で，負荷も大きい
頻用者	熟練者	初診者

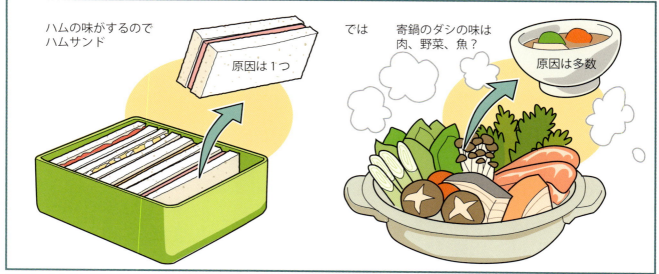

図10-3 ハムサンドの味はハムが挟まっていることでわかるが，寄鍋のダシの味は肉，野菜，魚が合わさっているので，味の決め手を確定できない．すなわち「オッカムの剃刀（原因は1つと考える）」では上手く説明できない．「ヒッカムの格言（原因は1つではない）」の立場のほうがダシの味の決め手を上手く説明できる．

ない歯科医師」が理想であり，社会からはそれに近づく努力が求められています．

e. 臨床思考（臨床推論）

医学部では検査値には精通していても適切な鑑別診断の苦手な医師が問題視され，「臨床推論」の教育が普及して医師国家試験にも出題されています．またEBMおよびNBMを踏まえ，個々の症例からいかにして鑑別診断を行うかについてトレーニングを受けます．一方，歯学部では，臨床推論について系統だった教育がなされていません．

臨床では雑多な社会的背景を有する患者が治療対象になるため，患者ごとの病態を可及的に推論して「個体医療」を展開することがNBMの観点から推奨されます．医療は「事後処理型」の行為であり，患者は何らかの歯科疾患に罹患して来院するため，診断に際してはつねに「結果」から「原因」を推論し，仮説を立てて患者ごとの病態の理論構築を行いますが，この臨床推論はあまり普及していません．今後は歯科臨床においても「臨床推論」の重要性がクローズアップされると考えています．

「不確実性を扱う科学」といえる医学と歯学において，原因と結果（疾患）との因果関係は必ずしも科学的に証明されませんが，トレーニング次第で高い確率で疾患の病態を説明でき，効果的な治療法を選択することが可能です．

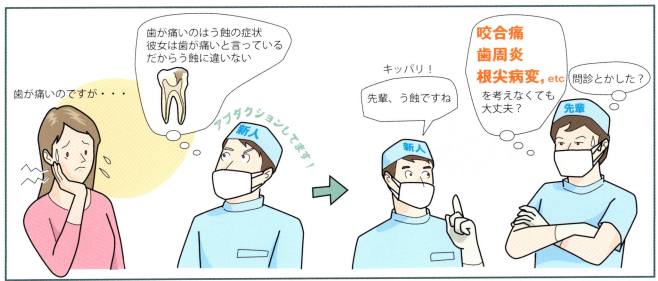

図10-4 臨床推論にアブダクションを用いるのは良いが，その推論が正しいとは限らない．アブダクションに加えて問診，既往歴なども考え仮説を修正していくことが重要である．

　不確実性のともなうイベント下での判断方法には以前から「ヒューリスティックス（Heuristics）」という言葉が使われています[1]．筆者は診断を行う場合に「直観的診断」と「分析的診断」の両者を使い分けますが，ほとんどのケースで「直観的診断」を優先しています（**表10-1**）．臨床思考（臨床推論）の詳細については拙書[2]を参照していただければ幸いです．

f．オッカムの剃刀，ヒッカムの格言，アブダクション

　あることがらを説明するときは，必要以上に多くの存在や前提を持ち込むべきではないとする「オッカムの剃刀（疾病の原因は1つと考える）」は，単一の細菌あるいはウイルス感染症の解明には良かったでしょうが，未解決の疾患，糖尿病，高血圧症および歯周病のような多因子性の慢性炎症性疾患では上手く機能しません（**図10-3**）．要素還元主義的思考では解決は困難です．むしろ，ヒッカムの格言（疾病の原因は1つではないと考える）の立場で対処するのが望ましいでしょう．

　たとえば，Rothmanの因果パイモデル（ある出来事の原因は複数あるが，原因と結果の因果関係の強さは人や時代によって変わってくる）が適していると思います[3,4]．ちなみに，統計学者のRothmanは元々歯科医師でした．統計の知識がないと臨床論文の解釈が深まりません．「統計学は科学の言語」と言えるでしょう．

　また推論には三大推論と呼ばれる「演繹法」「帰納法」および「アブダクション（後ろ向きの推論）」があります．筆者の授業では，アブダクションを活用しています．たとえば「山からアンモナイトが出土した」だから「昔は海だった」を挙げて説明します．

　臨床ではアブダクションを利用して疾患が進行したストーリーを推測して診断を行います．Sherlock Holmesは推理小説のなかでアブダクションを好んで使用しました．著者のConan Doyleが医者なので臨床推論が得意だったのかもしれません．

g．後件肯定の誤謬と前後即因果の誤謬

　しかし，臨床推論に用いるアブダクション自体が，形式的には論理学でいう「後件肯定の誤謬」に等しいと言えます．たとえば，患者が歯痛を訴えて来院したときに「疼痛はう蝕の症状である」「患者は歯が痛いと言っている」だから「患者はう蝕である」とするアブダクションですが，疼痛は咬合痛，歯周炎，根尖病変や歯根破折などからも発生することから成り立ちません（**図10-4**）．

　またアブダクティブな推論はそこで提起される「原因」が必ずしも強い根拠を持っておらず，「前後即因果の誤

表10-2

①パターン認識法（直観的思考）

②多分岐法（アルゴリズム的思考）

③網羅的検討法（地引網的思考）

④仮説演繹法（犯罪捜査的思考）

謬」という時間の前後関係を因果関係と混同した虚偽の論法となってしまうこともあります．

　前後即因果の誤謬とは，ある事象が別の事象の後に起きたことを捉えて，前の事象が原因となって後の事象が起きたと判断する誤謬（因果の誤謬）を意味します．英語では，"False Cause", "Conditional Correlation", "Correlation Not Causation" などと言います．要するに「前後関係」と「因果関係」とを混同する誤りです．相関関係の順序があまり重視されない「虚偽の原因の誤謬」とは微妙に異なります．

　臨床推論ではつねに「結果」から「原因」を推測するため，「前後即因果の誤謬」が生じ得ます．たとえば「7番問題」を例に挙げると，第二大臼歯には咬合力が一番強く加わるために「セメント質剥離」や「歯根破折」が生じやすいと考えるのはアブダクティブな「推論」です．下顎隆起や歯の顕著な咬耗を観察すると，ブラキシズムやTCHの関与を疑います．

　同じような症例が数多く報告されると，臨床研究を実行して統計学的な解析からEBM（帰納的な手法）として正しいと考えられたり，因果関係として「過度の咬合力」の結果として「セメント質剥離」が生じたと推論されます．前歯は単根であるため歯の動揺が生じやすく，歯根膜―セメント質に過剰な伸縮運動が加わることもセメント質剥離を誘発する要因なのかもしれませんが，真実であると断言はできません．

　このように推測や誤謬は，因果関係を否定するような他の因子を無視し，事象の順序だけに基づいて結論を導くことから生じます．身近なところでは，「迷信」や「呪術的思考」の多くはこの誤謬に分類されます．「俗説」や「定説（ドグマ）」も前後即因果の誤謬から生じます．

　歯周治療学における誤謬は，Ramfjordが指摘した「歯周病における10のドグマ」（図2-4, 5参照）が良い例です．直感派の歯科医師による数量化を欠いた経験則から類推された事項と言えるでしょう．

h. アブダクションに基づいた診断への思考パターン

　診断とは「診て断ずる行為」です．われわれは診断を下す場合，主として4つの思考様式を用いて検討します（**表10-2**）．著者はほとんどの場合，**表10-2**中の①によって診断仮説を立てて，④に従って診断を確定する推論パターンを利用しています．臨床経験のない卒前の学生や研修医では，②と③から始めて，診断プロセスを学んでいくのが無難でしょう．

　普段から「考える習慣」のある歯科医師は，主訴や口腔内所見およびエックス線画像から，病気の進行したパターンをかなりの部分まで推測できるようになります．換言すれば，「パターン認識による仮説的診断」を直観的に行えるようになります．

　「結果」から「原因」を推測するのはアブダクションで行い，問診や既往歴を勘案し自分の立てた初期の仮説を修正します（図10-4参照）．臨床推論には話をする時間（コスト）がかかるので，時間の短縮（コストの削減）のために問診や既往歴については患者自身に記載してもらうのが良いでしょう．

　診断するトレーニングが足りなければ，診査や検査をしても診断できません．意味のない検査をするよりも問診からリスク因子を探ることが大切です．もっとも歯科の保険制度に診断料がないのが大きな問題で，歯科における診断が軽視される理由でもあります．

　問診や患歯の病歴の医療面接を通して，患者の抱える問題点を整理しつつ各事項を繋いで，病気が進行したストーリーを構築する際には，臨床推論における因果関係と論理的思考が必須です．臨床経験が豊かで診断の「定石」パターンに習熟した歯科医師ならば，病態のストーリーを直観的に読み取ります．

　普段から自分の症例の記録を採り，アウトプットすることを通じて身につけることが可能です．「診断の暗黙知」と言える領域です．

歯周治療実践のための暗黙知と形式知

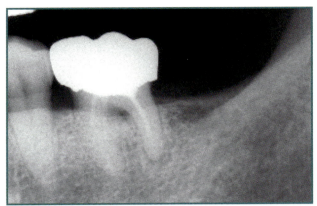

図10-5a 患者は68歳の女性．下顎左側第一大臼歯の咬合痛を主訴に来院．遠心根根尖部に透過像を認めた．

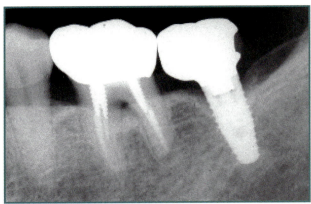

図10-5b 下顎左側第一大臼歯に感染根管治療，第二大臼歯にインプラント治療を行った．

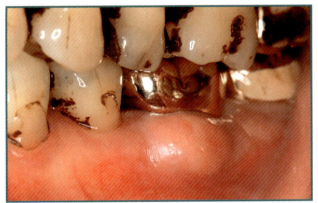

図10-5c 3年後に約1か月前からの下顎左側第一大臼歯の歯肉腫脹と咬合痛を覚えて再来院．

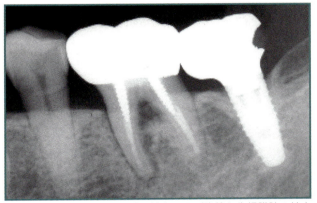

図10-5d 近心根に歯槽硬線の消失および均等な歯根膜腔の拡大像を認めた．

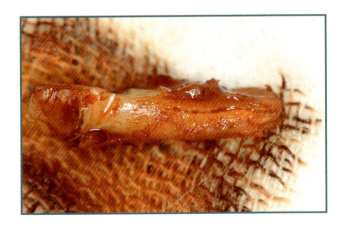

図10-5e 近心根を抜根したところ縦破折を認めた．

i. 鑑別診断

歯周疾患の病態には多数の因子が関わるため，鑑別診断にあたってはエックス線画像に加えて患者の年齢，患歯の病歴と歯周検査結果を勘案し，矛盾なく患歯の病状を説明できるストーリーを想定したうえで鑑別診断することが最善解です．

「ひづめの音が聞こえたら，シマウマではなく馬を捜せ」という格言があります．鑑別診断においては稀ではなく一番ありそうな診断をせよというアドバイスです．

臨床医としては，可能性（確率）の高い病態を順番に並べて患者に状況を説明できれば一応合格ですが，実際に

053

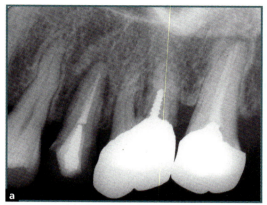

図10-6a,b　直観的思考と分析的思考の診断でも例外はある．患者は54歳の女性．**図a**の上顎左側第二小臼歯のエックス線画像から歯根膜腔の均等な拡大を認めたため歯根破折を疑った．しかし**図b**に示したように歯根破折ではなく，穿孔（矢印），セメント質剥離および歯周炎の進行が複合的に生じていた．

は診断的治療（外科的診断）を行った際に初めて鑑別診断できることが少なくありません（**図10-1, 2**参照）．

現行の口腔内診査および画像検査からは歯周ポケット内や根尖孔周囲の歯根表面におけるバイオフィルム感染の状況と歯根膜およびセメント質の状態，さらに初期の歯根破折，穿孔あるいはセメント質剥離の有無を正確には判断できないからです．

「放射線科の専門医が白黒の画像を読影しても，その画像から得られる情報が白黒はっきりしていることはほとんどない」とのM.G. Myriam Huninkの言葉は画像診断の現状をよく表現しています．歯内疾患や歯周疾患に罹患した患歯のエックス線画像を読影する際に，鑑別診断できないことがあります．

歯科用CT（CBCT）は最も有用な画像診断法ですが，鑑別診断に不確実性が残ることがあります．画像にアーチファクトが生じることがあり，決して万能な画像検査ではないため，「画像診断ではこうだから」と思い込み，思考停止して盲信しないことが肝要です（Part 2・No.12・**図12-5**参照）．

j. 臨床推論から生まれた診断における思考パターン

アブダクションによる臨床推論によって，臨床所見（結果）から原因を類推します．EBMが確立しているとは言い難いのですが，日常の臨床では以下のように患者説明によく使われます．

①下顎隆起，骨隆起→歯ぎしりやTCHの関与がある．

②前歯の歯列不正（開咬，叢生，切端咬合，反対咬合，先天的欠損）→臼歯部への咬合負担が増加して臼歯がつぶれやすい．

③アングルⅡ級→顎位の不安定化（下顎の咬頭嵌合位が安定しないため，二態咬合になりやすい）．

④深くて狭い歯周ポケット→歯根破折．

⑤過剰咬合およびストロークの大きい横磨きによるAbfraction（WSD：Wedge-Shaped Defect）→知覚過敏症は生じにくい．

⑥慢性歯周炎患者において，プラーク（++），歯肉の炎症（+または±），骨吸収（—），歯周ポケット（—）→歯周病の抵抗性（プラークコントロールは不良，歯肉の炎症（+）で歯周組織の破壊（—）を意味する）．反対にプラーク（±），歯肉の炎症（+または±），骨吸収（+），歯周ポケット（+）→易罹患性（細菌の量，感染による軟組織の炎症反応が顕著でないにも関わらず，組織破壊の進行を意味する）．

⑦歯肉退縮→解剖学的問題，歯周炎によるアタッチメント・ロス，外傷性咬合，矯正治療の偶発症および過度のブラッシングを想定する．

⑧上顎前歯にカップ状あるいは垂直性骨吸収がある→外傷性咬合のほかに口蓋裂溝（Palato-Gingival Groove）の存在を疑う．

⑨第二大臼歯遠心の垂直性骨吸収→エックス線画像のみからの判断が難しい．

⑩歯周炎だけでは2か月で骨吸収が進行しない→別の因子（歯根破折，穿孔，歯内―歯周複合病変）を疑う．

⑪限局的な急速な骨吸収→歯根破折，とりわけ失活歯の歯根破折が生じる頻度が高い．またパラファンクションが関わるセメント質剥離が関与することがある．

k．直観的思考と分析的思考による診断プロセスの特徴

臨床推論における直観的診断の有用性が注目されています（**表10-1**参照）．医科では「検査を行う前に自問しよう．この検査が陽性の場合，どうするか．検査が陰性の場合はどうか．もし答えが同じなら，その検査は行わないようにしよう」という教えがあり，診断や治療法に反映されない検査は行われない方向にあります．

検査偏重の現代医療に対する警鐘であり，日本では保険診療における網羅的検査主義（地引網診療）への反省もあるでしょう．臨床推論の活用によって無駄な検査を省略することが可能です．

筆者はエックス線画像上で，歯根膜腔が均等に拡大している場合，通常，歯根破折を疑います（**図10-5**）．狭い範囲に深い歯周ポケットがあれば，ほぼ間違いないでしょう．患者の年齢，歯髄の生死，歯内療法の治療レベルおよび隣接歯の歯周組織の状態を併せて推測します．そして患者の年齢はいつも意識して診断すると良いでしょう．

もっとも例外はつねに存在します．**図10-6**に示した症例は外科的診断として抜歯したところ，歯根破折ではなく，穿孔，セメント質剥離，歯周炎の進行の3つが重なっていた患歯でした．この症例ではエックス線画像上で，歯根膜腔が均等に拡大しており，やや広い範囲に深い歯周ポケットが存在していました．

参考文献

1. Tversky A, et al. Judgment under uncertainty：heuristics and biases. 1974；Science. 185(4157)：1124-1131.
2. 髙橋慶壮．歯内療法における臨床思考の技術．東京：デンタルダイヤモンド．2014．
3. Rothman KJ. Causes.Am J Epidemiol. 1976；104：587-592.
4. Rothman KJ, Greenland S. Causation and causal inference in epidemiology. 2005；Am J Public Health. 95：Suppl 1. S144-150.

"The professional person has no right to be other than a continuous student."
(プロフェッショナルであるには学び続ける学生である以外にない)
——Greene Vardiman Black

Part 2

歯周治療実践のための確かな治療法の選択と失敗の原因検証

Part 2

No.11 歯周治療を始める前に知っておくべきこと

a．歯周治療に必要な知識

　歯周治療を行う際に必要な知識は膨大です．歯周組織の解剖学，細菌学，炎症および免疫学，診断方法（エックス線画像，CBCT画像），咬合理論，歯周基本治療，歯周外科治療，インプラント治療および歯周補綴について学ばなければなりません．すべての歯科医療に共通する予防とメインテナンスも当然必要です．

　しかし「○×塾」「○△セミナー」のように各治療ステップにおける「術」のコツばかり教えると，テクニックのみ依存することになり，原著論文を読んだり，自分の頭で考える習慣や批判的に考える習慣が身につかないかもしれません．「急がば回れ」と言いますが，基本的手技を学んだら，EBMを勉強し，自分の臨床を記録してアウトプットを繰り返す習慣を持つことを推奨します．

　また高齢者および有病者の患者が増加してきているので，全身疾患および薬の知識も必要です．MRONJやBRONJ関連の骨粗鬆症薬の長期使用者には骨外科治療は自粛するべきでしょう．

　抗生物質の使用に関しては，長期使用あるいは乱用による耐性菌の出現を極力なくす努力が必要で，歯科医師による第三世代のセフェム系抗生物質の乱用が指摘されています[1]．患者が全身的に健康なら必要ないでしょう．

　一方，高齢者や易感染性宿主に対しては感染性心内膜炎のリスクを考慮しペニシリン系かマクロライド系抗生物質を処方します．肝臓あるいは腎臓疾患のある患者に対しては抗生物質の禁忌症を確認します．ワルファリンカリウムの使用については，現在では服用させた状態で歯周治療を行います．

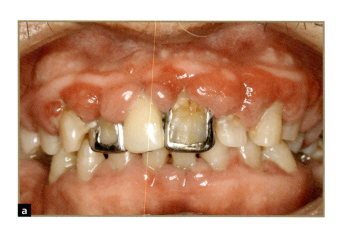
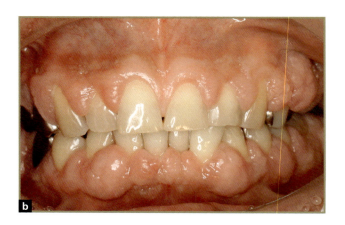
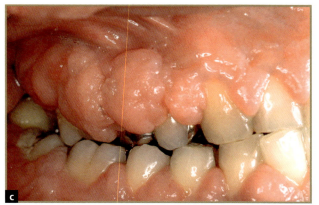
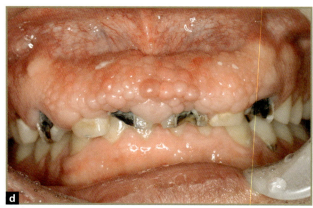

図11-1a〜d　降圧剤服用の既往がある患者に認められる薬物依存性歯肉増殖症．**図d**の患者は抗てんかん薬を服用している．

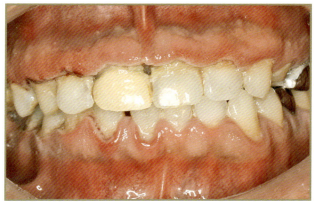

図11-2 歯肉の自発痛および口臭を主訴に来院した42歳の男性の壊死性潰瘍性歯肉炎．喫煙者でコンプライアンスは不良．

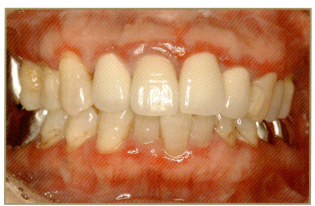

図11-3 扁平苔癬．

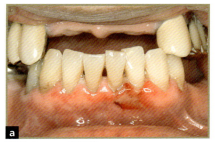
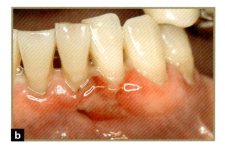
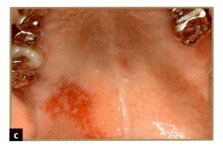

図11-4a～c 天疱瘡．

b．代表的な歯周疾患

　歯周疾患は歯周組織破壊の有無によって歯肉炎と歯周炎に鑑別されます．歯肉炎はプラークによるプラーク性歯肉炎（単純性歯肉炎）と種々の修飾因子が加わった複雑性歯肉炎に分類されますが，修飾因子（ここでは症状を増悪させる因子）の違いによって細分類されています．また，プラーク以外の原因で生じる歯肉炎は「非プラーク性歯肉炎」に分類されます．

c．プラーク性歯肉炎

　プラークコントロールを中止すると，4日目から歯肉に炎症が生じます．これをプラーク性歯肉炎（単純性歯肉炎）と呼びますが，各種の修飾因子が加わって発症しているケースが認められます．プラーク性歯肉炎のなかには薬物依存性歯肉増殖症と壊死性潰瘍性歯肉炎が含まれます．

　このうち**図11-1**に示した降圧剤服用の既往がある患者に認められる薬物依存性歯肉増殖症の病因は，プラーク性歯肉炎に修飾因子としての薬物作用が関与して発症し

たと思われている病態が多いのですが，正確には薬物作用のみで起こる歯肉増殖症が薬物依存性歯肉増殖症と分類されています．

　もっとも現実には仮性ポケットあるいは真性ポケットにプラークがたまり，炎症が増悪される症状があります．グレーゾーンの問題で，その分類は困難です．

　一方，歯肉の自発痛を主訴に来院する壊死性潰瘍性歯肉炎はストレス，喫煙，免疫応答の低下，さらにスピロヘータなどの細菌が修飾因子として関与している病態が多いという記載が以前からあります．しかし現在でも正確な病因は不明で，確固たる根拠に基づいた分類ではないため壊死性潰瘍性歯肉炎は基本的に症候群と考えるべきでしょう．

　医科や歯科における疾患の分類は唯名論的に症候群的に捉えることから始まり，病態が分子レベルで解明されていないものは，いまだに症候群なのです．

　図11-2に歯肉の自発痛および口臭を主訴に来院した42歳の男性の壊死性潰瘍性歯肉炎の症例を示します．問診からは仕事が忙しく，疲労感が強く，数日前から歯肉の痛みが消えないとのことでした．

　このような患者は喫煙者でコンプライアンスの悪い男

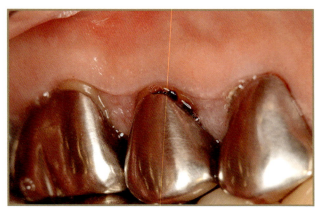

図11-5 外傷性歯肉炎．

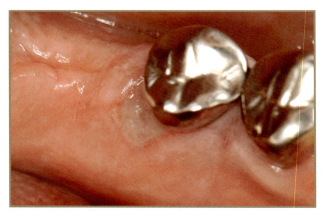

図11-6 過度なブラッシングによる歯肉の豊隆部位の擦過傷．

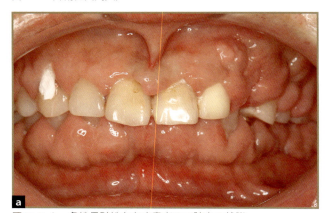
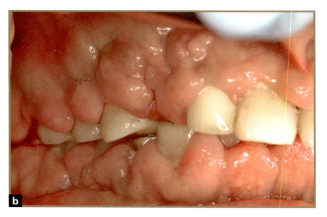

図11-7a,b 急性骨髄性白血病患者の口腔内の状態．

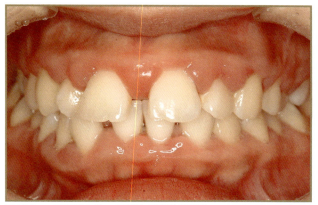

図11-8a 17歳の女性．侵襲性歯周炎（初期）．

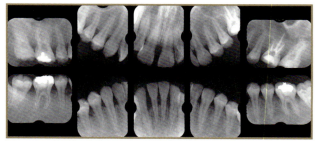

図11-8b 同デンタルエックス線画像．

性に多く，症状が軽減すると来院しなくなるケースが多いので，症例の検討が不十分になりがちです．生活習慣が悪いだけでなく健康文化度は低い傾向にあります．

d．非プラーク性歯肉炎と全身疾患が関わる歯肉炎

この種の歯肉炎には扁平苔癬（図11-3）や天疱瘡（図11-4）が挙げられます．これらは自己免疫疾患と考えられていますが，病態がいまだ解明されておらず，現在，適切な治療法はなく，対症療法しか行えません．

また外傷性歯肉炎（図11-5）は，ストロークの大きいあるいは強圧のブラッシングを行うことで，歯肉の豊隆部位に擦過傷（図11-6）ができ，ブラッシング時に疼痛が起きます．発生予防には適切なブラッシング指導が望まれます．図11-7に示した白血病性歯肉増殖の確定診断には高血圧の有無，降圧剤服用の既往など，いずれも全身的な既往歴や血液検査が有効です．

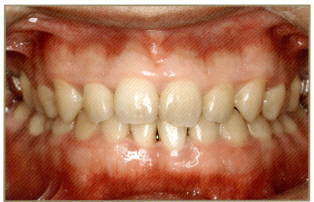

図11-9a 患者は22歳の男性．限局型侵襲性歯周炎（非炎症性）に罹患した初診時の口腔内の状態．

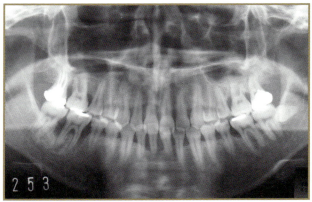

図11-9b 同パノラマエックス画像．

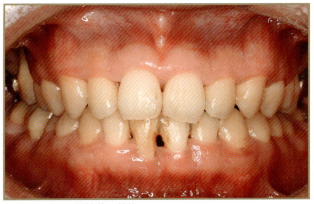

図11-9c SPT開始後の状態．

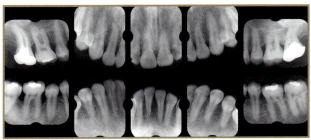

図11-9d 同デンタルエックス線画像．

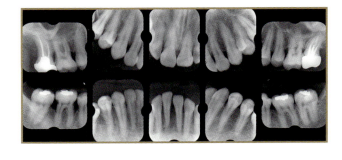

図11-9e 治療開始から約2年8か月後のデンタルエックス線画像．歯周治療に対する反応は良好であった．上顎左側第二大臼歯に根管治療を行っている．

e．歯周炎

　歯周炎は慢性歯周炎と侵襲性歯周炎に細分類されていますが，臨床症状から分類されている症候群の状況で，明確な鑑別診断はできていません．歯周炎のほとんどは慢性歯周炎ですが，患者ごとのバリエーションが大きいため1つの病名で表現することが適切かどうか疑問も感じます．プラークに加えて患者ごとのリスク因子が関与します．

　一方，図11-8 に示した侵襲性歯周炎の発症頻度は500名に1人の稀な病態とされています．以前は早期発症型歯周炎あるいは若年性歯周炎と命名されていました．限局型と広汎型，非炎症性と炎症性とさらに細分類されますが，詳しいメカニズムは不明です．

　なお限局型と広汎型は異なる病態と考えられていますが，明確な鑑別診断があるわけではありません．遺伝的な素因が疑われていますが，全ゲノムを解読しても候補遺伝子が報告される程度で明確な遺伝子変異は見出されていません．

　米国では限局型侵襲性歯周炎が若い黒人女性に高頻度

Part 2

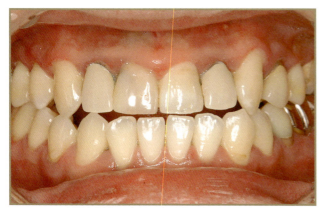

図11-10a 上顎左側大臼歯部の自発痛を主訴に来院した広汎性侵襲性歯周炎(炎症性)に罹患した33歳の男性患者の口腔内の状態。切端咬合でもあった。

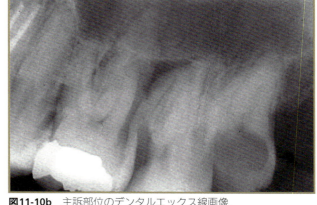

図11-10b 主訴部位のデンタルエックス線画像。

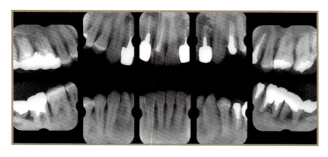

図11-10c 初診時のデンタルエックス線画像。この後,2011年の東日本大震災のため治療は一時中断した。

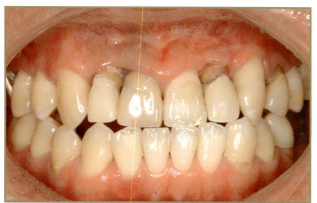

図11-10d 震災前の初期治療終了時の口腔内の状態。

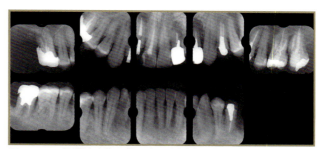

図11-10e 初期治療終了後,上顎左側大臼歯部が上行性歯髄炎に罹患したため抜髄を行った。

に認められると報告されています。典型的な限局型侵襲性歯周炎患者は非炎症性歯肉であり垂直的骨吸収が中切歯,第一大臼歯に限局し,左右対称(遺伝的素因を疑う)に観察されますが,日本人では稀でしょう。図11-9に22歳の男性患者の限局型侵襲性歯周炎(非炎症性)を示しますが,この患者は問診の際,中高時代に歯をあまり磨いていなかったと話していました(図11-9a, b)。性格は社交的ではなく,非喫煙者,クレンチング癖がありましたが,歯周治療に対する反応は良好です(図11-9c〜e)。著者がこれまで200人以上診てきた侵襲性歯周炎患者のなかでも最も教科書的(典型的)な症例でした。

図11-10に2008年12月に自発痛を主訴に来院した33歳男性患者の広汎型侵襲性歯周炎(炎症性)の症例を示します。この患者は切端咬合で性格は内向的でした(図11-10a〜c)。歯周炎の進行に関しては,前医による医原病が病態に大きく関与していると考えられました。具体的には,プラークコントロール指導と患者教育が皆無で歯内療法の質は低く,保存的治療が不適切で補綴中心の置換医療が行われていました。筆者が治療を始めると歯周治療の反応は好転しました(図11-10d〜j)。

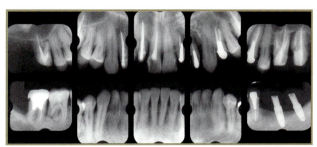

図11-10f 震災後に再来院した際のデンタルエックス線画像.

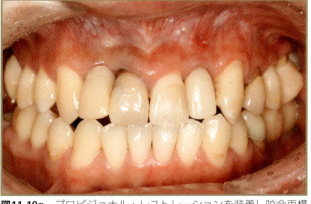

図11-10g プロビジョナル・レストレーションを装着し咬合再構築を図った.

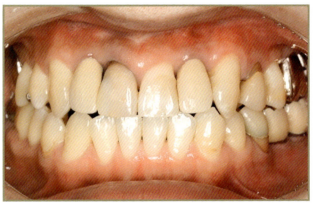

図11-10h SPT時の口腔内の状態.

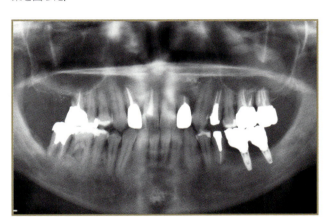

図11-10i SPT時のパノラマエックス線画像.

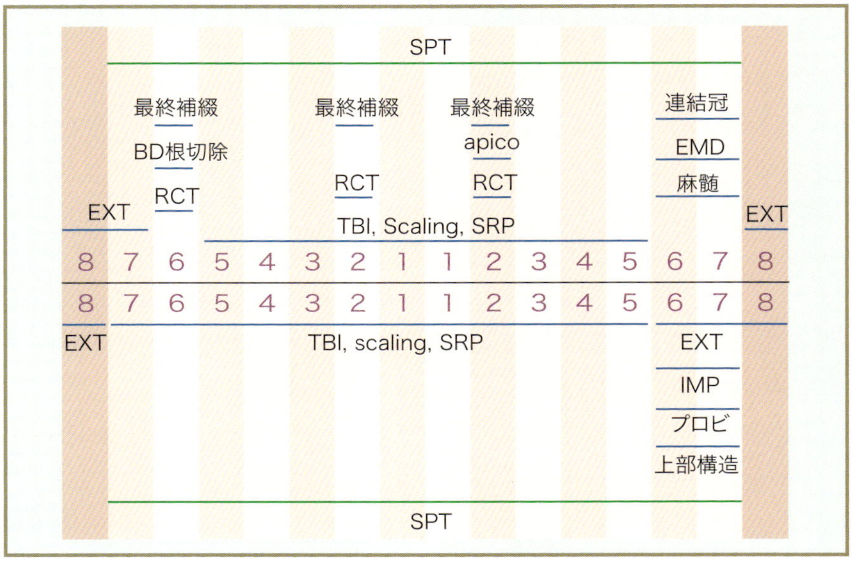

						SPT										
		最終補綴				最終補綴			最終補綴				連結冠			
		BD根切除							apico				EMD			
			RCT			RCT			RCT				麻髄			
	EXT					TBI, Scaling, SRP									EXT	
	8	7	6	5	4	3	2	1	1	2	3	4	5	6	7	8
	8	7	6	5	4	3	2	1	1	2	3	4	5	6	7	8
EXT						TBI, scaling, SRP								EXT		
														IMP		
														プロビ		
														上部構造		
							SPT									

図11-10j 本症例の治療概要.

図11-11に25歳の男性患者の広汎型侵襲性歯周炎の症例を示します．この患者はコンプライアンスが悪く，何度指導してもプラークコントロールは良好にならず，仕事の都合で診療キャンセルも多く，しばしば長期的に来院しないこともありました（図11-11a, b）．炎症性歯肉で歯周治療に対する反応が悪く，矯正治療中に歯周炎が悪化しました（図11-11c, d）．患者の分類タイプIII（Part 2・No.12・表12-1参照）ですが，性格は穏やかです．このような患者は，「Extremely Down Hill（予後の極端な悪化）群」に属すると考えられます．歯周炎の発症原因は不明ですが，後日，

Part 2

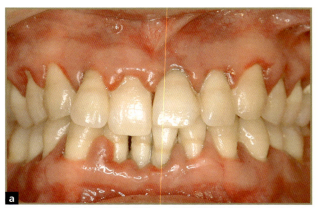
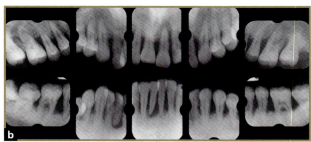

図11-11a, b 患者は25歳の男性．広汎型侵襲性歯周炎に罹患した口腔内の状態とデンタルエックス線画像．コンプライアンスや歯周治療に対する反応は不良．

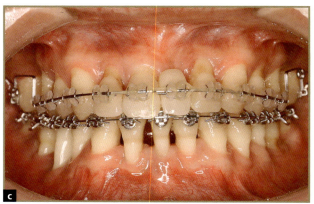
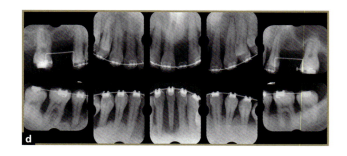

図11-11c, d 矯正治療終了時には歯周炎が悪化していた．

本人から食いしばりの癖があることに気づいたと報告を受けました．日中は認知行動療法を行い，夜間はナイトガードを使用し，電動歯ブラシを使用するようになってからは口腔内の環境が好転しました．

図11-12には，パラファンクションがリスク因子になった重度慢性歯周炎の症例を示します．

f．そのほかの歯周炎

難治性歯周炎は1992年に米国歯周病学会によって命名されましたが，欧州歯周病学会は反対しました．筆者がグラスゴー大学に在籍時には，米国の歯科医師のルートプレーニング（Root Planing）が下手か，喫煙者かパラファンクションが関わっている，という意見があり欧州では分類されない疾患群で，その後，米国歯周病学会の新分類で削除されました．

米国歯周病学会では臨床所見から「難治性」という概念が形成されたものの反証や反対意見が強まり，削除された例です．歯内疾患にも「難治性根尖性歯周炎」という分類がありますが，術者による医原病が原因と考えられるケースがほとんどで，個人的には「医原性根尖性歯周炎」と呼んでいます．

日々の臨床における「観察」から「概念」や「仮説」が形成されます．筆者も歯周治療に対する反応やSPT後の経過が悪い患者亜群を経験しています．「難治性」と言うよりは，患者自身による口腔清掃やリスク管理が不十分なため歯周炎の進行を止めることができていないノンコンプライヤー患者群だと考えています．共通する患者像は，コンプライアンスが悪い，健康文化度が低い，人の言うことを素直に聞かない，口腔清掃が不十分などが挙げられます．不明なリスク因子が存在している可能性もあるでしょう．

歯周治療には歯科医師の治療経験や技術に加えて患者の行動変容が求められるため，治療結果が不良な患者亜群はある一定の割合で存在します．関与する因子が多すぎるからかもしれませんが，ビッグデータの集積がなされれば，より詳細な評価が可能になると思います．

歯周治療実践のための確かな治療法の選択と失敗の原因検証

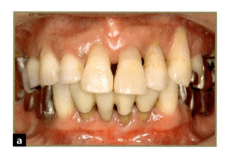
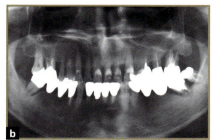
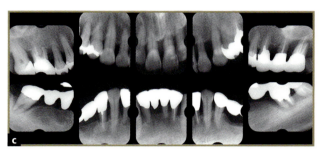
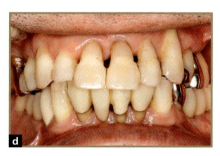
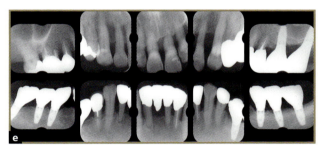

図11-12a〜e　初診時，51歳の男性患者の重度慢性歯周炎．前医が装着したブリッジの支台歯がHopelessである．歯周治療，インプラント治療を行った．図a：初診時の口腔内の状態．図b：同パノラマエックス線画像．図c：同デンタルエックス線画像．図d：SPT時の口腔内の状態．図e：初診から7年後のデンタルエックス線画像．

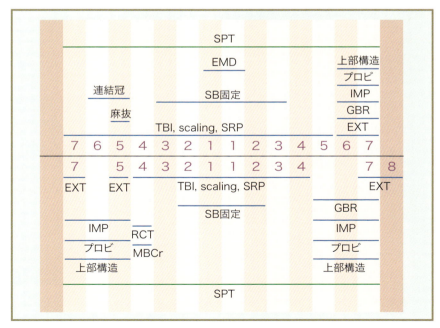

図11-12f　本症例の治療概要．

参考文献
1．岩田健太郎．光文社新書 99.9％が誤用の抗生物質 医者も知らないホントの話．東京：光文社．2013．

No.12 歯周疾患の進行と検査

a. 歯周疾患の進行過程

　歯周疾患は口腔内細菌によって発症し、歯肉に限局した炎症（歯肉炎）から歯周組織の破壊をともなう病態（歯周炎）へと進行します。歯肉炎から歯周炎に移行する際には、プラークに加えて患者ごとのリスク因子が関わると考えられています（**図12-1**）。

　歯周病の臨床的な検査には「歯肉縁上のプラーク量」「歯肉の炎症の程度」「歯周組織が破壊された程度」および「咬合診査」があります。年齢における歯の咬耗や楔状欠損の程度からは「咬合力」や「ブラキシズム」を考慮します。ただし、これらの診査では「時間軸」が大きく異なります。前臨床検査として、歯周ポケットや唾液中の細菌検査や血清抗体価があり、保険導入はされていませんが企業に依頼できる検査もあります。

b. 炎症（出血・排膿）

　「プロービング時の出血（BOP：Bleeding on Probing）」の有無は歯肉溝あるいは歯周ポケット内の炎症度合いを簡便に知る検査方法です[1]。BOP25％がCut-Offポイントで、BOP陽性20％以下の患者はローリスクと考えて良いという一応の目安がありますが、ハイリスク部位を見逃さない配慮が必要です。

　「BOP陰性」部位は98％の確率で歯周炎が進行していないため、メインテナンス期における「安心のマーカー」として利用しています[2]。ただし、1日に20本以上喫煙するヘビースモーカーでは血管が収縮しておりBOP（−）であっても安心はできません。

　一方、「BOP陽性」は歯肉に炎症があることを示していますが、歯肉炎でも歯周炎でもBOPは陽性になるため、「BOP陽性」だからと言って高い確率で歯周炎が進行するわけではありません。つまりBOP検査の「感度」は低く、「特異性」が高いと言えます。現時点では、組織破壊を予測する感度の高いマーカーは見当たりません。

　歯肉の炎症が強いとプローブ先端がポケット底部から結合組織内へ入りやすく、測定時のエラーが出ます。また、プロービングする部位もステントを作製しておいて同じ部位をプロービングしなければ誤差を生じるため、検査の再現性や精度は測定方法によっても変わることがあります。

　歯周ポケットからの排膿は、歯肉の炎症の臨床的な指標になり[3]、排膿している歯周ポケットは「活動的」で歯周炎が悪化するリスクが高いと解釈します。

　歯周基本治療後に残存する歯周ポケットは将来的な歯周炎の進行を予測する因子になります[4]。歯周ポケット深さが一番のリスク因子で、6mm以上の歯周ポケットが残存していると歯周炎の進行リスクが上昇します[5]。筆者は歯周ポケット深さに加えて歯肉の炎症度を考慮し、歯周ポケット深さ5mmでBOP（＋）であれば、外科治療の対象にしています。排膿を認めれば同様に考えます。

　「歯周ポケット深さ」は現在の歯周組織の炎症状態ではなく歯周組織の破壊された「結果」を反映しています。原因は根面のバイオフィルム、壊死したセメント質および内毒素、咬合性外傷、喫煙などのリスク因子です。したがって、ヘビースモーカーを除けば、たいていはBOP陽性で、細菌感染由来の炎症反応も持続しています。

　以前はポケットの除去を最優先に「ポケット除去療法（歯肉切除術、歯肉弁根尖側移動術）」が行われましたが、大切なことは病気の「結果」ではなく「原因」を取り除くことです。現在の歯周治療の基本概念は、原因の除去、すなわち根面の徹底的な郭清と患者ごとのリスク因子の軽減です。

c. プロービング圧の根拠

　歯周ポケット深さを調べるプロービングですが、練習しないとデータは安定しません。プロービング圧を25gに設定して測定できる機器がありますが、コストと時間がかかり簡便さが失われるために、日本では普及していません。

　プロービング圧については、調べた限りでは8名の歯

科医師にGentle Probingさせてプロービング圧を調べ，術者間の差が大きい（22〜33ポンド）ことが報告されています．平均25ポンドであったことがプロービング圧決定の科学的根拠のようです[6]．日本ではプロービング圧を25gと表示していますが，原著ではポンド表示です．ちなみに，1ポンドは0.453kgを意味しますが，Armitage論文[7]では，1 pond（ポンド）= 0.0098N（ニュートン）として計算しています．

ポケットプロービングは代表的な歯周検査ですが，検査者間の誤差を最小にするためにキャリブレーションしないと術者間のプロービング圧が安定しません．歯周組織に炎症があると，プローブの先端がポケット底を超えて結合組織内に到達していることが以前から指摘されています[8]．精確さにはやや難がありますが，簡便さと時間を含めたコストを考慮すると，歯周組織の破壊程度を調べる実用的な検査方法です．

インプラント周囲には天然歯にみられるような生物学的幅径は存在しないため，強圧でプロービングすればプローブ先端が容易にインプラント周囲骨に達します．インプラント周囲溝をプロービングする際は0.15Nが疑陽性BOPの発生を避けるための閾値的なプロービング圧であり，天然歯に比較してインプラント周囲溝のプロービング感度が高く，簡便で信頼のおける検査方法であると報告されています[9]．

プロービング時のBOP陽性は内縁上皮の潰瘍化を，排膿は好中球の浸潤量が増加していることを間接的に意味し，プラーク性のインプラント周囲疾患を予測するための簡便な臨床指標です．骨吸収は歯周炎と同様にエックス線画像上の変化を診て判断します．今後は上述した検査の感度と特異性に関する検討が急務でしょう．

プローブの直径は0.6mmが推奨されていますが[10]，プローブ形態については統一されていません．細菌検査，サイトカイン，遺伝子多型[11]および抗体価，いずれもメカニズム論から取り上げられた因子ですが，多因子性の生活習慣病である多様な歯周疾患を1つの分子から説明できると考えるのは無理があります．

現在の古典的な歯周検査を凌駕する検査方法はまだありません．科学性を追求しつつ，簡便で安価で再現性のある検査方法を考案するのが現実的です．

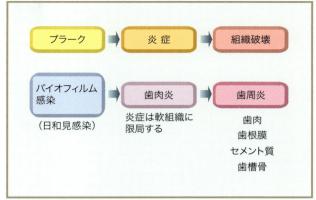

図12-1 歯周疾患の進行過程．

d．臨床的な歯周検査

1960年代から20年近く「リンゴを齧ると歯茎から血が出ませんか？」で知られるテレビCMが放映されていました．「歯茎，元気ですか？」「リンゴで歯茎の健康テストをしてみませんか？」「もし，リンゴを齧り口に血がついていたら，歯茎から血が出ている証拠」「歯槽膿漏かもしれません」「悪くなる前に，まず予防」「歯と歯茎のハミガキで毎日歯ブラシしてください」と言った内容でした．リンゴを齧って歯茎から血が出るようなら，歯ぐきに炎症があり歯周炎（当時は歯槽膿漏と呼んでいた）に罹患している可能性がありますよという啓発的なCMでした．

臨床レベルの歯周検査では口腔内のプラーク量，歯肉の炎症度および歯周組織の破壊の程度を調べます．各検査の時間軸が違うことを知ったうえで患者に説明します．診査や検査は診断を行うための「手段」であり「目的」ではありません．診断に必要でない検査は利用価値が低いでしょう．

プロービングはポケットプローブを使用して行う最も簡便な歯周病の検査法です．「BOP陽性」は歯肉内縁上皮に潰瘍ができていること，「排膿」陽性は歯周ポケットへの好中球の浸潤が活発で，間接的に感染源が残存していること，炎症の急性化と組織破壊を生じる確率が高いことを示唆しており，治療介入を行う指標になります．インプラント治療の経過観察では弱い付着が壊されるという理由で以前はプロービングを推奨していませんでしたが，現在はルーティンに行われます．

前臨床的な歯周検査として，細菌検査，血清抗体価，唾液や歯肉溝滲出液中の炎症物質が定量され，診断的な

表12-1 患者の分類

患者のタイプ	コンプライアンス	治療費	治療レベル	予後
I	指導を守る	ある	高い	◎
II	指導を守る	ない	中程度〜低い	○／△
III	指導を守らない	ある	高い〜中程度	△
IV	指導を守らない	ない	低い	×

意義が検討されていますが，既存の臨床レベルの検査を凌駕するものは皆無です．要素還元主義的思考で，炎症，組織破壊あるいは免疫応答に関わる物質を定量しても，短時間で変動するタンパクや遺伝子の変化が多因子性で慢性炎症性疾患である歯周病の病状を反映するとは考えにくいでしょう．診断や治療法の判断に使用できる検査はまだ見当たりません．

医科歯科連携の重要性が高まる現在，歯周組織の炎症部位面積を簡便に知るための指標としてPISA(Periodontal Inflamed Surface Area)が検討されています．他科(医科)との共通言語として利用可能な指標が必要です．

e. 歯周炎の臨床検査項目

歯周病の臨床的検査には，細菌(歯肉縁上のプラーク量)，歯肉の炎症状態(歯肉炎指数，歯肉溝からの排膿およびプロービング時の出血の有無)および歯周組織が破壊された程度(歯周ポケット深さ，アタッチメント・ロス，Scheiの骨吸収指数，歯の動揺度)の3ステップと咬合診査があります．

現行の臨床的な指標はいずれも歯周疾患がある程度進行した後の病状を示しているに過ぎません．消防士が「火事の焼け跡」の状況を検証し，現場検証を通じて出火と火事の状況を推測するのに似ています．

時間軸の概念からは，歯肉縁上プラーク量は1日で変動し，歯肉の炎症は数日から数週間，組織破壊は数か月から数年で変動する指標と言えます．歯周病の検査を行う際には，つねに上記した3つの時間軸から病態を考える習慣を持つと良いでしょう．咬合の問題がある場合には，咬合診査をします．

f. 患者の分類

治療の予後を予測するうえで「患者の分類」は非常に重要です(**表12-1**)．コンプライアンスが得られない患者の予後は総じて良くありません．患者のコンプライアンスの程度と治療費(保険か自由診療か)によって，治療内容と予後がだいたい決まります．

タイプIの患者は治療に協力的なので，原因の除去とメインテナンスが確実に行え，高額な歯周補綴治療も可能です．患者の歯周病のリスク評価に基づいた定期的なメインテナンスを継続できれば，安定した予後が得られるでしょう．

一方，コンプライアンスの悪い患者では，治療レベルに関わらず予後不良になる傾向が強いと思います．タイプIVの患者にはあまり時間をかけられないでしょうが，以前の歯科治療に不信感を持っている偽タイプIVの患者と信頼関係を確立できれば，タイプIに再分類されることもあり得ます．

g. 口臭と口臭検査

孫に「口が臭い」と言われた祖父母は患者教育の必要は少ないでしょう．彼らは孫に嫌われたくないので一生懸命にプラークコントロールをします．モチベーションが最初から高いのです．

一般的に，自分では自身の口臭(Mouth Odor)や体臭(Body Odor)に鈍感です．しかし，口臭の原因物質のなかには「悪臭」の上位に認定されているものがあり，社会生活を営むうえで，公衆(口臭ではなく)エチケットとしても，われわれ歯科医師はお手本を示す必要があるで

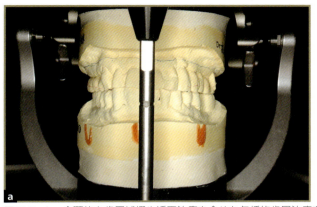
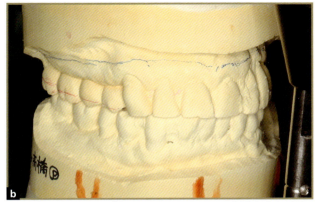

図12-2a, b 全顎的な歯周補綴や矯正治療を含めた包括的歯周治療を適応する患者ではフェイスボウ・トランスファーして歯列や咬合平面の特徴を把握しておき，理想的な歯列に仕上げることが推奨される．

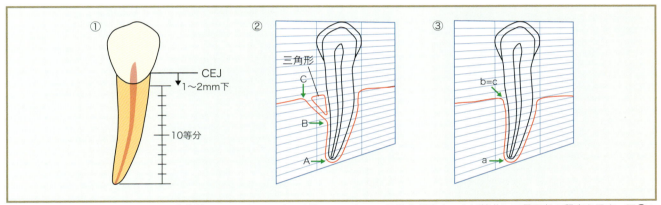

図12-3①〜③ 図①：Scheiの骨吸収指数．セメント−エナメル境の1〜2mm下から根尖までを10等分して骨吸収の程度を示す．図②：歯周病における垂直的骨吸収，図③：歯周病における水平的骨吸収（A, a＝根尖，B, b＝骨欠損底部，C, c＝骨頂）．

しょう．現代社会では口臭や体臭は大きなマイナス因子になります．

公害対策基本法（1967年）やその後改正された環境保護法（1993年）には，大気汚染や水質汚濁と並んで悪臭が指定されています（悪臭防止法）．口臭の原因物質であるメチルメルカプタン，硫化水素およびジメチルサルファイドはすべて悪臭に含まれ，口臭の原因物質は環境保護法にも指定されています．とくにメチルメルカプタンは低濃度で他人に不快感を与えます．

歯周病やう蝕は口臭の最も頻度の高い原因で，口腔内細菌の発生する揮発性硫化物が口臭の主な原因です．口臭の主な3物質（メチルメルカプタン，硫化水素，ジメチルサルファイド）は測定できるため口臭の改善度を定量可能です．

h．咬合診査

歯周病により病的な歯牙移動を生じている患者は多く，アンテリアガイダンスの不良な患者は臼歯部の歯周炎が進行している確率が高いため，歯周病が進行した理由を推測したり，患者に説明したりするために顎模型を咬合器に装着して咬合診査することで得られる情報は多岐にわたります．

とりわけ全顎的な歯周補綴や矯正治療を含めた包括的歯周治療を適応する患者ではフェイスボウ・トランスファーを行い，歯列や咬合平面の特徴を把握したうえで，理想的な歯列に仕上げることが推奨されます（図12-2）．咬合の安定化は歯周組織の安定に繋がります．

i．硬組織の診査—デンタルエックス線画像の読影—

歯周病による組織破壊の程度を知る代表的な指標はデンタルエックス線画像に基づく「Scheiの骨吸収指数」です（図12-3）[12]．外傷性咬合の関与を予測したり，「歯根膜腔の幅」「歯槽硬線の出現」「骨頂の白線」の有無から，骨の改造と歯周組織の状態を間接的にある程度は予測可能

Part 2

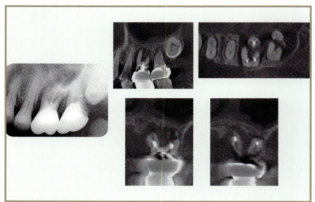

図12-4 臼歯部の骨欠損形態の診断においてもCT診査の優位性は明らかである.

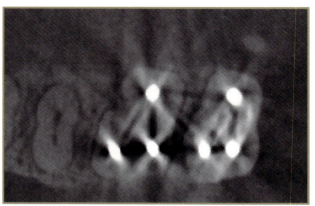

図12-5 メタルやガッタパーチャーポイントによるハレーション.

です．

「垂直性」あるいは「水平性」骨吸収の状態から外傷性咬合の関与を疑い，歯根膜腔の均等な拡大の様子から歯根破折の有無を疑います．失活歯は歯根破折を生じる確率が高く，生活歯が歯根破折していればクレンチャーと推測します．根尖まで骨吸収が進行していれば，一般的にはHopeless，ついでCompromised，Questionable，PoorおよびFairと分類していますが，歯槽骨破壊の程度に基づく経験則です．術者の臨床経験によっても異なります．歯周炎の将来的な進行度を予測する「リスク評価」とは異なります．

デンタルエックス線画像では，三次元の構造物を二次元のフィルムに投影しているため，複数の構造物が重なり合い，歯槽骨や歯根の三次元的彎曲の状態が正確には把握できないことがあります．とりわけ，歯根の頰舌側や大臼歯部では，3壁性の骨吸収や根分岐部病変の骨吸収の度合いが推測しにくいことがあるため，歯肉の視診や歯周ポケットの測定を併用します．

垂直的骨形態による疾患進行予測の感度は低く（8％），特異性が高い（94％）のは，ほかの歯周検査と同様です[13]．感度の高い歯周検査が望まれますが，現時点では見当たりません．多因子性の慢性炎症性疾患に対して単一因子に基づく感度の高い検査方法を求めるのは初めから困難なのです．

j. 三次元CT画像診断のメリット

歯科用小照射野コーンビームCT装置（歯科用CT）は，顎骨内に限局した病変の診断に適しています．また，0.25あるいは0.5mmの「スライス厚」で表示できるため，従来のエックス線画像のように「頰舌的な構造物のすべてが重なり合った画像」ではなく，歯の頰舌側の皮質骨の状態や海綿骨の状況が詳細に観察できます．最近では，歯科用CTの普及と保険導入によって，三次元の画像診断が普及しつつあります．

デンタルエックス画像とCT画像の相違点としては，デンタルエックス線画像やパノラマエックス線画像ではわかりにくいことがCT画像からは容易に判断できることが挙げられます．臼歯部の骨欠損形態の診断においてもCT診査の優位性は明らかです．とりわけ大臼歯部における根分岐部病変や歯内―歯周複合病変のエックス線画像からは十分な情報が得られないことがあります．歯周外科療法を行う際に，あらかじめCT診査をしていれば，手術の段取りがよりスムーズです（図12-4）[14]．

一方，歯科用CTはデンタルエックス線画像に比べて放射線量が高いため何度も撮影することは避けます．また，メタルやガッタパーチャーポイントがあると，ハレーションを起こして水平断面の画像にアーチファクトが発生し読像が難しいことがあります（図12-5）．

CT診査における歯根膜腔の均等な拡大の診断において，初期段階の歯根破折は歯根膜腔の均等な拡大が認められないこともありますが，患者はたいてい咬合痛や歯肉の腫脹や痛みを訴えます．歯根破折による歯根膜および固有歯槽骨の破壊が生じると，デンタルエックス線画像上では「歯根膜腔の均等な拡大像」を観察することが少なくありません．狭くて深い歯周ポケットを認めれば歯根破折しています．一方，広い範囲に歯周ポケットがあれば，例外も考えられます．

参考文献

1. Joss A, et al. Bleeding on probing. A parameter for monitoring periodontal conditions in clinical practice. 1994；J Clin Periodontol. 21：402-408.
2. Lang NP, et al. Absence of bleeding on probing. An indicator of periodontal stability. 1990；J Clin Periodontol. 17：714-721.
3. Passo SA, et al. Histological characteristics associated with suppurating periodontal pockets. 1988；J Periodontol. 59：731-740.
4. Renvert S, et al. A systematic review on the use of residual probing depth, bleeding on probing and furcation status following initial periodontal therapy to predict further attachment and tooth loss. 2002；J Clin Periodontol. 29 Suppl 3：82-89.
5. Matuliene G, et al., Influence of residual pockets on progression of periodontitis and tooth loss：results after 11 years of maintenance. 2008；J Clin Periodontol. 35(8)：685-695.
6. Gabathuler H, Hassell T. A pressure-sensitive periodontal probe. 1971；Helv Odontol Acta. 15：114-117.
7. Armitage GC, et al. Microscopic evaluation of clinical measurements of connective tissue attachment levels. 1977；J Clin Periodontol. 4：173-190.
8. Listgarten MA. Periodontal probing：what does it mean?. 1980；J Clin Periodontol. 7：165-176.
9. Gerber JA, et al. Bleeding on probing and pocket probing depth in relation to probing pressure and mucosal health around oral implants. 2009；Clin Oral Implants Res. 20：75-78.
10. Garnick JJ, Silverstein L. Periodontal probing：probe tip diameter. J Periodontol. 2000；71(1)：96-103.
11. Huynh-Ba G, et al. The association of the composite IL-1 genotype with periodontitis progression and/or treatment outcomes：a systematic review. 2007；J Clin Periodontol. 34：305-317.
12. 平井 順, 高橋慶壮. 臨床歯内療法学—JHエンドシステムを用いて—. 東京：クインテッセンス出版. 2005. 158-159.
13. Papapanou PN, Wennström JL. The angular bony defect as indicator of further alveolar bone loss. 1991；J Clin Periodontol. 18：317-322.
14. Walter C, et al. Three-dimensional imaging as a pre-operative tool in decision making for furcation surgery. 2009；J Clin Periodontol. 36(3)：250-257.

Part 2

No.13 診断的治療（外科的診断）

a. 治療法を決定する際のグレーゾーン

欧米から発表された歯周病における診断や治療法に関わる分類（Lindhe, Glickman, Miller, Tarner, Simon, Weine, Maynard, etc）では，たいてい病型を3つか4つに分類しています．これらは，組織破壊の程度に基づいて分類しており，組織破壊が進めば，それだけ再生療法の適用や歯の保存が難しくなります．

また，診断や治療法決定のための「Decision Tree」が報告されています[1]．科学的エビデンスに基づいて線引きを明瞭にしようとする西洋文化の反映かもしれませんが，それ程強い科学的根拠があるわけではありません．数学や化学における「ピタゴラスの定理」や「ボイル・シャルルの法則」のような普遍性はありません．判断材料のひとつにはしますが，便宜的に分類している程度に考えておいたほうが無難です．

治療の予後に関わる因子には「患者の価値観」「患者のリスク度」「患歯のリスク度」「患者の治癒力」「歯科医師の治療技術」が挙げられます．とくに，グレーゾーンにあるCompromised Teeth（易感染性歯）について考えるためには，患歯の「リスク評価」を参考にします．

筆者は以前，エンド・ペリオ病変の診断と治療に関する著書を出版し，その冒頭に歯内―歯周複合病変および根分岐部病変の診断と治療法の決定には「グレーゾーン」が存在することを説明しました[2]（**図13-1**）．歯周病の診断および治療にも同様の「グレーゾーン」が存在します．このゾーンの症例では診断と治療の不確実性が高いので，治療に際しては患者に状況を十分に説明しておきます．

医療は万能ではないように歯周治療も万能ではありません．術者と患者の二人三脚で良い方向に向かって初めて治療は成功します．術者の知識や技術が不足していたり，患者の自己努力が足りないと長期的に良好な予後を確保できません．

b. 歯周治療vs抜歯および口腔インプラント治療の選択

過去30年の歯科医療における最も大きな技術革新のひとつに口腔インプラント治療が挙げられます．口腔インプラント治療の急速な普及と良好な治療予後は，これまで歯周治療の最大目標であった「患歯の保存的治療」という概念を揺るがしています[3]．インプラント治療の治療

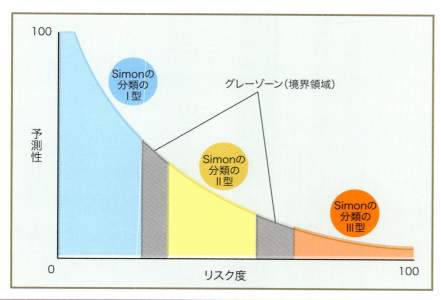

図13-1 歯周治療のグレーゾーン．

歯周治療実践のための確かな治療法の選択と失敗の原因検証

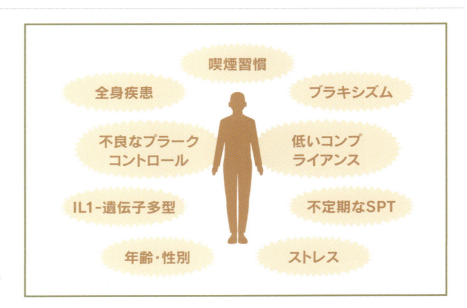

図13-2 管理されるべきハイリスク患者のリスク因子.

効果を勘案すると，これまでの患歯の保存可否の基準が変わり得るからでしょう[4]．

保存治療が困難な，いわゆるCompromised Teethや「難症例」の治療方針の立案方法がよく話題になります．治療法の決断に関する科学性が低いからだと思います．

治療法を決定する際には，「一口腔単位の治療方針」「患者の分類」「患歯のリスク評価」「治療の予測性」「術者の技量」「インプラント治療の選択の可否」「患者の治癒力」など複数の因子を勘案したうえで，「患者の希望」や「患者の価値観」を尊重します．

歯周治療と同様にインプラント治療も決して万能ではありません．とくに歯周炎患者に対するインプラント治療においては，患者ごとのリスク評価，診断および術者の適切な治療技術，定期的なSPTと咬合管理が行われて初めて良好な成績を残せます．「歯周病罹患歯の早期抜歯パラダイム」を選択することは歯周病専門医としての専門性を失うことに繋がることが懸念されています[5]．

審美領域（前歯部）の治療方針の決定についても同様に多数の要因，すなわち「歯肉辺縁の形態の保持」「歯槽骨の保持」「生物学的幅径の確保」「Ferrule（帯環）効果」「患者の年齢と治療上の希望」について考慮し治療方針を決定します[6]．最終的には，患歯を残すメリットとデメリットを検討し，ひとつの決定因子か複数のリスク因子の兼ね合いから治療方針が決定されます．

インプラント治療は高額医療に繋がるので「Economics-Based Medicine」の観点からは推奨されますが，それが強調されすぎると自分の歯内療法や歯周治療を見直すことなく，安易に抜歯を選択する危険性を含んでいます．適切な歯周治療ができない歯科医師がインプラント治療を行えば，将来インプラント周囲炎に悩まされる可能性が高まります．

人工物（インプラント）が粘膜を貫通している状況は生物学的に易感染性の状態です．とくに歯周病のハイリスク患者は将来的にインプラント周囲炎に罹患しやすいため[7]，リスク管理の徹底が求められます（図13-2）．

c．診断的治療

腹痛で内科を受診した際，原因不明の場合に抗生物質を処方されることがあります．効果があれば感染症，そうでなければそのほかの原因と鑑別できるため，診断と治療を兼ねた「診断的治療」と呼ばれています．「不確実性を扱う科学」と言われる医学および歯学に基づく医療において，術前に正確に病態を把握できないケースは多いのです．

歯内―歯周複合病変の場合，正確な鑑別診断ができないケースでは，診断と治療を兼ねた診断的治療として初めに歯内療法を行い，治癒状況から病態を判断します（図13-3）．

鑑別診断はワインやお酒の銘柄を当てるテイスティン

Part 2

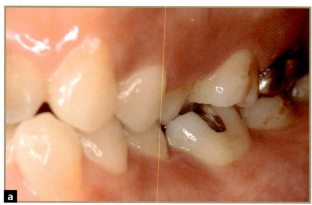
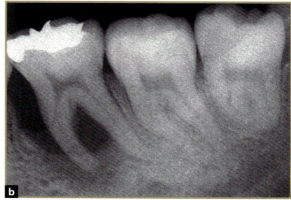

図13-3a, b 患者は27歳の女性．約7年前から歯肉の腫脹を自覚するようになったとのこと．歯周検査の結果全周に6 mm以上の歯周ポケット深さを認めた．歯髄は失活していた．**図a**：初診時の下顎左側第一大臼歯の状態．**図b**：デンタルエックス線画像．

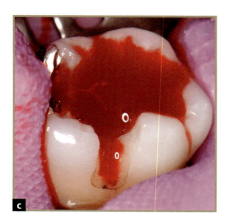

図13-3c 天蓋除去後，著明な出血を認めた．チェアーで5分間放置後に出血は止まった．

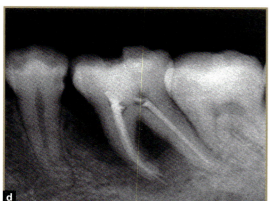
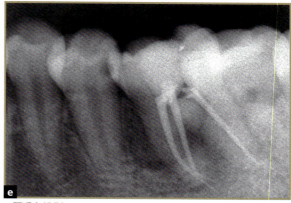

図13-3d, e 仮根充時のデンタルエックス線画像．**図d**：正放線投影．**図e**：偏近心投影．

グに似ています．大体の目安を立てて，あとは詳細に吟味する行為と言えるでしょう．筆者にとって診断的治療を行うことは日常茶飯事です（Part 1・No.10参照）．

歯周病は慢性疾患であり，治療決断を急ぐべき疾患ではありません．よく調べて状況を把握し，患者説明を行い治療法を提示して，患者自身が納得してから治療するべきです．患者の行動変容のレベルによって治療のゴールが変わり得ます．

d. 治療計画（概要）の立て方

一口腔単位の治療方針の立案にもトレーニングが必要です．プレゼンテーションと議論を積み重ねることを介して身につきます．治療に入る前に治療のゴールについて患者と話し合って決めます．そのためには，必要な診査と診断，治療法の提示を適切に行うための治療計画（概要）が必要になります．

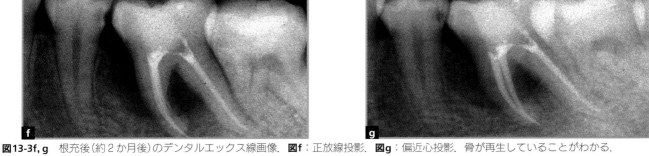

図13-3f, g 根充後(約2か月後)のデンタルエックス線画像. **図f**：正放線投影. **図g**：偏近心投影. 骨が再生していることがわかる.

痛みがある部位だけの治療を希望する患者もいますが，以前に受けた歯科医療をベースに考えることが少なくありません．訴える部位に対してのみモザイク的な治療を繰り返す歯科医師の治療を受けた患者は，それが普通と考えてしまい，全顎的な診査とか一口腔単位の治療方針を提案されても，選択肢が多くなると不安を覚えてしまい消極的になりがちです．治療が2～3年かかると言われればなおさらかもしれません．

歯周病の特徴と治療の内容，そして生体の治癒反応を観察しながら治療を積み重ねるために，治療期間が長くなることを患者に理解させることが不可欠です．

参考文献

1. Avila G, et al. A novel decision-making process for tooth retention or extraction. 2009；J Periodontol. 80(3)：476-491.
2. 高橋慶壮，吉野敏明．エンド・ペリオ病変 歯内・歯周複合病変診断と治療のストラテジー．東京：医歯薬版．2009．
3. Davarpanah M, et al. To conserve or implant：which choice of therapy?. 2000；Int J Periodontics Restorative Dent. 20：412-422.
4. Lundgren D, et al. To save or to extract, that is the question. Natural teeth or dental implants in periodontitis-susceptible patients：clinical decision-making and treatment strategies exemplified with patient case presentations. 2008；Periodontol 2000. 47：27-50.
5. Giannobile WV, Lang NP. Are dental implants a panacea or should we better strive to save teeth?. 2016；J Dent Res. 95：5-6.
6. Greenstein G, et al. When to save or extract a tooth in the esthetic zone：a commentary. 2008；Compend Contin Educ Dent. 29：136-145；quiz 146, 158.
7. Schou S, et al. Outcome of implant therapy in patients with previous tooth loss due to periodontitis. 2006；Clin Oral Implants Res. 17 Suppl 2：104-123.

No.14 プラークコントロール

a. 患者教育

歯周ポケットの形態から歯周病は「開放性の感染症」と言えます．無菌動物と違ってヒトの口腔内を無菌にはできないため，宿主側が対処できる閾値以上に細菌が増殖しないように，また嫌気性運動性桿菌，糸状菌およびスピロヘータが棲息しやすい口腔環境にならないように，歯がある場合はプラークコントロールを生涯行うことが必要です．

機械的な口腔清掃は歯科疾患の予防にとって最も重要な生活習慣であり，具体的にはブラッシングを中心としたプラークコントロールとリスクの軽減を図る指導です．

歯周病は通常「痛み」をともないません．患者は痛みを感じない歯周病を「病気」と認識しないことが多いため，コンプライアンスの説明（Part 1・No.9参照）で述べたように，患者のコンプライアンスを得られるか否かについては「患者教育」が要です．

患者に診断内容を説明し，患者自身の健康増進を支援する啓発活動を行います．歯周基本治療では，歯周病が「病気」であることと歯周治療の主体は「患者自身」であることを認識させることから始まります．

最近では医科領域でも歯科疾患（歯周病やう蝕）が生活習慣病の始まり（図4-2参照）として位置づけられ，歯科疾患の予防の重要性が広く認識されてきています．

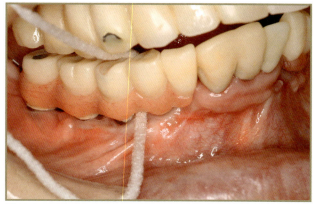

図14-1 スーパーフロス．

b. 言葉の治療

英国ではChatty（お話し好き）は良い意味で使われていましたが，日本では「おしゃべり」と訳されることがあり，あまり好ましくない表現と思われています．勉強して知識があり，アウトプットする習慣がある人は説明もたいてい上手です．歯科医師はもっと患者に話しかけるとともに患者の話に耳を傾ける必要があると思います．

医療においては「説明（言葉）」は「治療」にもなります．以前は「ムントテラピー」，略して「ムンテラ」という和製ドイツ語がよく使われました．ムントは「言葉」「口」，テラピーは「治療」を意味します．患者への説明に際し，「言葉で癒す」あるいは「言葉による治療」という意味でしょうか．ムンテラは単なる病気の説明に加えて「言葉による治療」にもなります．ナラティブセラピー（自らのことを物語ることによって，自らを癒す治療法）を応用して患者の歯周疾患が進行したストーリーを一緒に考え，患者の「気づき」を促すことが有効です．

患者説明をせずに歯周治療を行うことは，内科医が「生活指導」をしないで投薬だけするようなものです．糖尿病や高血圧症などの生活習慣病の予防と治療には「生活指導」による食事や睡眠に関する生活習慣の改善が必要です．飲み薬やインスリン注射の前に，まずは「言葉（形式知）」で指導（治療）します．歯周治療における「患者教育（指導）」においても，言葉の治療を心がける必要があります．

会話を通して患者を理解することが患者教育のスタートです．これまでに患者が受けてきた歯科治療を回顧することで，治療のナラティブを患者と一緒に理解していきます．歯周検査によって現在の病状を把握し，治療のゴールをイメージできるように話します．

c. プラークコントロールの実際

1980年代に患者自身による良好なプラークコントロールの確立が歯周組織の健康維持に不可欠であると報告さ

表14-1 目からの刺激を利用したブラッシングの指導法

①プラークの染色
②炎症を写した口腔内写真
③エックス画像（CBCT画像）
④顕微鏡画像
⑤患者説明用顎模型
⑥雑誌・書籍・動画

表14-2 効果が上がらないブラッシングの指導法

①一生懸命磨いてください
②しっかり磨いてください
③頑張って磨いてください
④小さく小刻みに磨いてください
⑤45度の角度で磨いてください
⑥鏡を見ながら磨いてください

れて以来，プラークコントロールは予防と歯周治療に必要不可欠の手段として認識されています．今後も変ることはないでしょう．

しかし，患者にプラークコントロールを実践させるには適切な指導が不可欠です．ブラッシング指導をしていると，患者の「飲み込みの良さ」の程度に差があり，「技術の伝授には時間がかかる」ことに気がつきます．一度に多くの内容を指導しないで「一時に一事」を心がけます．また患者が病態を十分に理解できておらず，患者のモチベーションが高まっていないうちにブラッシング方法の説明を繰り返しても十分な効果を得られません．患者が生活習慣を改善する気持ちになることが必要です．

d. ブラッシング指導

ブラッシング指導では，「ブラッシングの技術」および「習慣（時間）」の2点を身につけさせます．ブラッシング指導は，単にブラッシング方法の伝授だけでなく，患者の歯周病に対する「理解」と「認識」を深めさせ，口腔の健康文化への関心を高める機会になります．日本において，英語の「Tooth Brushing」を日本語で「歯磨き」と翻訳したことが間違いの始まりです．現在の概念からは「歯磨き」ではなく「プラークコントロール」が適切です[1]．

口腔清掃器具には「歯ブラシ」「歯間ブラシ」「フロス」および「電動歯ブラシ」があります．筆者のプラークコントロール指導法は，卒前の臨床実習で実践した方法がコアになっており，主にバス法（歯肉溝）[2]とつまようじ法（歯間部清掃）[3,4]を指導します（拙書「歯周治療失敗回避のためのポイント33」参照）[5]．

インプラント治療を行った際には，インプラント間のプラークコントロールがしにくいため，歯間ブラシやスーパーフロス（**図14-1**）の利用も検討すると良いでしょう．

ブラッシング回数についてですが，臨床研究では，歯周炎の既往のない被験者では1日に1回，適切なプラークコントロールができれば，歯肉の炎症が起こらないことが報告されています．

e. 感覚（五感）の利用

人は「五感」のうち「視覚」から8割の情報を得ているため，「話す」ことに加えて「見せる」ことで患者の理解が深まります．そこで「目からの刺激」を利用します（**表14-1**）．患者の年齢や社会的背景を勘案し，相手の理解度を確認しながら説明の内容と量をコントロールすると良いでしょう．初めに患者の理解度を確認します．

筆者の経験から言えば，多くの患者は「歯間部清掃」を適切にできていません．ブラッシング指導を行う際には，指導の前に患者自身にプラークコントロールしてもらい，磨き残しをプラーク染色液で染め出してプラークの付着状況を鏡で確認させ，歯頸部や歯間部のプラークコントロールができていないこと，練習が必要なことを理解してもらいます．患者によっては再度のブラッシング後に染め出す「2度染め」を実践することもあります．一方，効果が上がらないブラッシング指導方法もあります（**表14-2**）．自分の行っているブラッシング指導を見直してみてはどうでしょうか．

筆者が患者に指導する際には，「耳掃除をするときに耳の穴を想像するように感覚でやっていませんか」「車の洗車をする際に，水をかけるだけではきれいになりませんよね」「ゴシゴシ擦っていませんか」「お口にいる細菌は細菌同士が凝集して歯にへばりついて生きている特殊な

タイプです」「歯に付いたバイオフィルムは擦らないと取れません」「歯と歯茎の境目は，爪と皮膚の境目の溝のような場所で，ここから細菌が感染します」「その場所に歯ブラシの毛先を立てて当ててください」「歯ブラシの毛先を立てて200g程度の力で押しながらブラシを振動させます」などの例え話を用いて理解を促しています．

事故や病気で手が不自由であったり，不器用であったり，舌の感覚が麻痺している場合には，電動歯ブラシの使用を勧めています．

最後に磨けたかどうかを患者自身が確認できることが重要です．筆者はいつも「歯はお茶椀みたいにツルツルしています．プラークが付着していると，舌で舐めたらヌメヌメしています」．「歯を舐めて『舌チェック』してください」と語りかけています．

ただし，歯間部に舌は入りませんので，この部位の確認は患者自身の歯肉が圧迫される感覚に頼ります．患者自身が自覚して口のなかをきれいに磨かないと気持ち悪いと感じるようになればしめたものです．

f. プラークコントロール原理主義の注意点

プラークコントロールは「原因の除去」という意味でも予防の基本であり「歯肉炎」は改善しますが，「歯周炎」の進行を抑制できるわけではありません．歯周病に罹患している場合には歯肉縁上のプラークコントロールに加えて，専門的な治療が不可欠です．ハイリスク患者はより厳密なプラークコントロールとリスクの軽減が必要になるでしょう．しかし，すべての患者が良好なプラークコントロールを実践できるわけではありません．

興味深いことに，プラークコントロールが不良でも歯周病が進行していない「歯周病の抵抗性患者」が存在します[1]．「歯周病のリスク度が低い患者」と考えられます．先進国でも発展途上国でも，歯周病のハイリスク群は約8％，抵抗群は10％程度です．このリスクの低い患者では，プラークコントロールが不良でも歯周炎はほとんど進行しません．

そこで筆者は患者に求めるプラークコントロールのレベルを，一律RCRレコード20％に決めるのではなく歯周病のリスク度に応じて変えて良いと考えています．

参考文献

1．豊山とえ子(著)，近藤隆一(監修)．廣済堂健康人新書 歯は磨かないでください 歯周病を治すと，全身が健康になる．東京：廣済堂出版．2015．
2．Bass CC. The optimum characteristics of toothbrushes for personal oral hygiene. 1948；Dent Items Interest. 70：697-718.
3．渡邊 達夫．抜くな 削るな 切るな つまようじ法で歯も体も健康．新潟：リサイクル文化社．2009．
4．Morita M, et al. Comparison of 2 toothbrushing methods for efficacy in supragingival plaque removal. The Toothpick method and the Bass method. 1998；J Clin Periodontol. 25：829-831.
5．髙橋慶壮．歯周治療失敗回避のためのポイント33―なぜ歯周炎が進行するのか，なぜ治らないのか―．東京：クインテッセンス出版．2011．86-89

No.15 スケーリングとルートプレーニング

a. スケーリングとルートプレーニングはいつ始める

歯周基本治療に際しては，歯肉縁下の細菌叢および炎症指標を改善するために，歯肉縁上のプラークコントロールに加えて，歯肉縁上と縁下のスケーリングおよびルートプレーニングを行います．

スケーリングには，手用スケーラー，エアースケーラーか超音波スケーラーを用いますが，効率を考えるとエアースケーラーか超音波スケーラーが一般的です．通常，無麻酔下で行います．歯面に付着したプラークおよび沈着した歯石，そのほかの堆積物を剥ぎ取るようにして除去します．慣れてくると，手袋を着用していても指先で根面の粗造さもある程度はわかります．

デブライドメント能力は，超音波スケーラー＜エアースケーラー＜キュレット＜ダイヤモンド・バーの順です[1]．そして，この際，健全な組織の損傷を最小にする努力が必要です．

もっともスケーリングとルートプレーニングを行うのは，患者自身のプラークコントロールが確立した後が理想です．患者には「雪の降る日に雪かきをしても雪が積もりますね．歯肉縁上のプラークコントロールができないうちからスケーリングやルートプレーニングをしても原因のバイオフィルムは歯に付着して再感染します」と説明しています．

b. デブライドメント

歯周基本治療において，原因除去の観点からすると，根面のデブライドメントが最も重要なステップです．ただし，5 mmを超える歯周ポケットが存在すると根面を全周にわたって確実に郭清することは困難です．どうしてもスケーラーの刃部が当たらない根面部が残りますし，根面を傷つければ，バイオフィルムが棲息する温床にな

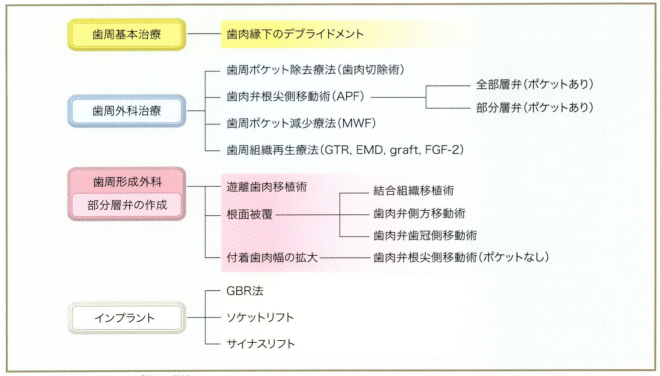

図15-1 歯周治療学における「術」の選択．

Part 2

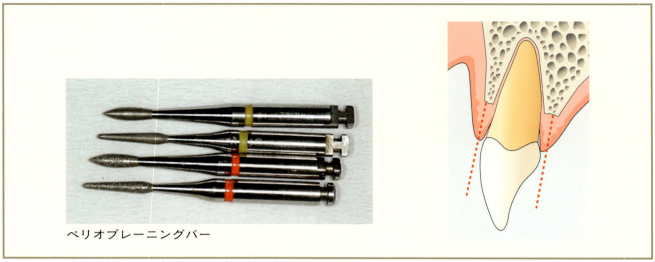

図15-2 改良型Widmanフラップ手術を行う場合でも肉眼で術野を確認しつつ, 手用スケーラーで繊細なデブライドメントを行うのは非常に困難であり, 侵襲が大きくなる可能性が高い[2].

ります.

そもそも根面のデブライドメントを適切にできたか否かの判断がプローブによる根面の触知だけでは信頼性に欠け, また経験値によっても結果が異なります. 暗黙知を形式知にうまく転換できていない領域と言えるでしょう. 治療後の再評価結果から, 感染源の残存が疑われる場合には歯周外科治療を選択します (**図15-1**).

スケーラーの刃部で根面の状態を触知しながら, 厚み100ミクロン程度のセメント質内の壊死した部分のみを手指の感覚を頼りに掻爬するのは「言語世界」では可能でも「実在世界」では困難で (**図15-2**), まず不可能です (**図1-3**参照). 実在世界を言語世界に近づけるには, 抜去歯を使ったデブライドメントの練習とスケーラーのシャープニング, 歯周基本治療後に歯周外科治療を行ってデブライドメントできていない部位を確認し, 明視野下でデブライドメントについて, イメージを記憶します. 練習次第でかなりのレベルまで上達できます.

部位によっても難易度が異なります. 器具のアクセスが容易な前歯部であればまだしも, 臼歯部では困難なため, ルートプレーニングを繰り返すのは得策ではありません. とりわけ上顎大臼歯の根分岐部病変では確実な根面の廓清は望めません. また再生療法を行う予定であれば, 過度なルートプレーニングにより歯肉退縮を起こさないように無麻酔下で行える範囲でデブライドメントをする術者もいます.

言語世界あるいは概念的には, プラーク, 歯肉縁下歯石, 壊死したセメント質および浸透したLPS (エンドトキシン) のみを除去することを目指します. しかし, 実在世界では, デブライドメント時に健康なセメント質も過剰に切削していると思います. 現時点では筆者はデブライドメントの可否を治癒反応から評価しています[3]. 過剰なインスルメンテーションは知覚過敏や歯肉退縮を引き起こす危険があります. 実験室での結果では, 歯肉縁下歯石は平均して9.3ストロークで除去でき, その時点でLPSはほとんど除去できています[4].

TBI (Tooth Brushing Instruction) とスケーリングを行って歯周組織の炎症が改善したら, 歯周ポケット深さ, BOPおよび排膿の有無を指標に再評価し活動性の歯周ポケット〈PD≧5mm, BOP(+), 排膿(+)〉に対しては歯肉縁下のデブライドメントを目的にルートプレーニングを行います.

歯根に付着した歯石, 細菌および壊死セメント質を取り除き, 内縁上皮の再付着を期待します. 筆者は通常, 無麻酔下で行っています. 浸潤麻酔をすると患者の反応がわからないため, 処置が雑で乱暴になる傾向があるからです. 患者が術後疼痛を訴えるのは, たいてい歯周組織を損傷したか, 細菌を結合組織内に押し込んで感染させた疑いがあります.

治療前に刃部を鋭利な状態で使用するため, 毎回シャープニングします. スケーラーの刃部が歯面に接触

するのは2mm程度ですから,根面の形態を考慮しつつ,根面に刃部を均等に当てます.

遠心面のデブライドメントは直視できないだけでなく,レストの取り方によっては刃部を根面に当てることが難しく時間もかかります.

c. ルートクリーニング

ルートプレーニングはSmoothingとCleaningの両方を意味します.しかし,歯根を「滑沢」にするのが目的ではなく,「クリーニング」することが治療の本質です.歯根の表面はラフでも感染源が除去されていれば問題ありません.デブライドメントと同じ意味です.したがって,「ルートプレーニング」よりは「ルートクリーニング(Root Cleaning)」が正しい概念です[5].

国家試験では,ルートプレーニングの目的は「壊死セメント質の除去」が正解です.しかし,具体的な除去方法と確認方法が不確実です.「概念」や「定義」といった「言語世界」のみで,「実在世界」における「治療のイメージ」がなければ適切な処置はできません.「徹底的な根面のデブライドメント」という「概念」は理解できても,歯根形態が複雑な臼歯部では非外科的治療には限界があるのです.

自分のルートプレーニングの技術とレベルと正確さを客観的に評価するためには,ルートプレーニング後に歯肉弁を剥離して確認してみることが有効です.

逆に考えれば,歯周外科治療を行って自身のルートプレーニングの結果を観察して次回の治療に生かさなければ,ルートプレーニングの技術は向上しません.

歯周外科時には,明視野下で根面のデブライドメントが可能になるため,手用スケーラーよりも超音波スケーラーと回転切削器具(ペリオプレーニングバー)を使って効率良く根面のデブライドメントを行います.

参考文献

1. Ritz L, et al. An in vitro investigation on the loss of root substance in scaling with various instruments. 1991;J Clin Periodontol. 18:643-647.
2. Ramfjord S, et al. The Modified Widman Flap. 1974;J Periodontol. 45 601-607.
3. Corbet EF. The periodontally-involved root surface. 1993;J Clin Periodontol. 20:402-410.
4. Cadosch J, et al. Root surface debridement and endotoxin removal. 2003;J Periodontal Res. 38(3):229-236.
5. Oberholzer R, et al. Root cleaning or root smoothing. An in vivo study. 1996;J Clin Periodontol. 23:326-330.

No.16 歯周基本治療後の再評価

a. 歯周基本治療は診断的治療でもある

歯周基本治療の治療効果を再評価してさらなる治療介入を行うか否かを判断します[1]．歯周基本治療自体が一種の「診断的治療」と言えるでしょう．

専門家の観点からは，患者自身の健康文化度が向上して患者自身によるプラークコントロールが適切に行われ，歯肉の炎症症状が消失して歯周ポケットが4mm以下に減少し，BOP陽性率は20％以下，動揺度が1度以下に改善していれば，原因の除去（感染源の除去とリスクの軽減）が達成できたと判断し，SPTか咬合機能回復治療に移行します．

ただし，このレベルに到達するのは簡単ではありません．繰り返しの説明と指導にかける時間をコストに換算すれば，かなりの額になるでしょう．

グレーゾーン〈PD≧5, 6mm, BOP（−）〉あるいは〈PD 4mm, BOP（＋）〉が存在し，明確に判別できないケースもあります．BOP陽性と深い歯周ポケットはハイリスク部位の特定に有効です．歯周検査の感度は一般的に低いのですが，嫌気性菌の生息，感染と炎症反応の有無を簡便に調べる方法と言えるでしょう．

通常は，歯肉縁上プラーク量，炎症の反応，歯の動揺度，咬合状態，患者の価値観と行動の変容ぶりを観察して決めます（**表16-1**）．

一般的に痛みをともなわない歯周病に対して患者は危機感を覚えたり，真剣に考えない傾向があるため，歯周基本治療の最大の課題は患者のモチベーションアップです．

b. 非外科治療の限界と歯周外科療法の選択

Waerhaugの歯周炎が原因で抜歯した歯の観察研究[2]によれば，プラーク層がないと歯根膜は破壊されておらず，プラーク層と付着線維層との間に1.5mmの上皮層が観察されています（**図16-1**）[2]．

歯周ポケットが深くても非外科的治療によってある程度は感染と慢性炎症を軽減することが可能ですが，バイオフィルムの付着した根面をすべてデブライドメントすることは困難であり，付着を損傷するリスクがあります（Part 2・No.15参照）．

非外科治療の有効性が報告されていますが，単根歯（前歯，犬歯，小臼歯）を対象にしており，複根歯や根分岐部病変に罹患した患歯を含んでいません[3,4]．単根歯に比較して，大臼歯や解剖学的リスクのある患歯の根面を確実にデブライドメントすることは現実的ではありません．単根歯の非外科的治療であっても，術者の高い技術力が要求され，時間も歯周外科治療を行う場合に比べて2倍かかります[4]．根面のデブライドメントが難しい部位は，根面溝，根分岐部および適合不良な修復物の直下です[5]．

単根歯を被験対象とした非外科的治療に反応しな

表16-1 治療介入を行うか否かの判断基準

臨床所見	臨床指標
歯肉縁上プラーク量	プラークコントロールレコード
歯周組織の炎症反応	GI，BOP，排膿
歯周組織の破壊の程度	PD（Pocket Depth） AL（Attachment Loss） BL（Bone Loss）
咬合の診査	咬耗度（ファセット），フェイスボウ・トランスファー

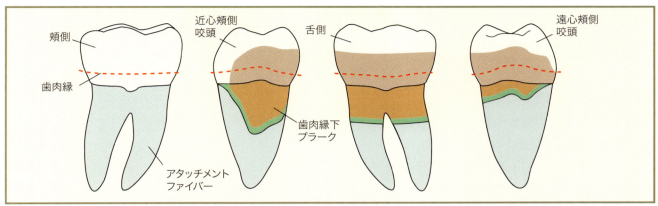

図16-1 プラーク層と付着線維層との間に1.5mmの上皮層が観察された[2].

い，すなわち効果の上がらない部位（ハイリスク部位）のアタッチメント・ロスの進行には7つのパターンがありNon-Linear説を支持しています[6]．また「ハイリスク歯の進行パターン」が複数あることも示唆しています．臼歯の遠心面や舌側面は器具のアクセスが悪いため，再SRPを行っても効果はあまり期待できないので，非外科治療を繰り返すよりも，歯肉弁を翻展して明視野下で根面のデブライドメントを確実に行います．

根管治療と同様にそもそも同じ治療を繰り返すという行為は，行った医療行為の効果が低いか出ていないことを意味しているので，別の治療法を選択するのが賢明です．

非外科治療では，深い歯周ポケットや根分岐部病変のある臼歯に対する治療の予測性が低く，5mm以上の歯周ポケットが残存している場合，フラップ手術と骨外科を実施したほうが有意にポケットが減少します[7,8]．非外科療法はリスクのあまり高くない部位の治療には良いでしょうが，ハイリスク歯の治療としては最終的な手段にならないことが多いという認識が必要です．

RamfjordやTakeiら歯周治療学のエキスパートは，前歯部（単根歯）では6〜8mm程度の歯周ポケットであってもルートプレーニングでデブライドメントが可能であるが，臼歯部では一度SRPを行っても歯周ポケットが残存している場合には，歯肉弁を翻展して明視野下で根面を郭清することを勧めています．筆者も自身の臨床経験から同じ考えです．

患者自身のプラークコントロールが改善し，術者側ができる範囲の歯周基本治療を行っても，なお歯周ポケット内の感染および炎症反応が持続している場合，あるいは解剖学的問題がある場合には，歯周外科治療を選択します．

患者自身のプラークコントロールを容易にする環境，感染を受けにくい歯周組織の構築，具体的には，浅い歯肉溝，生理的な骨形態，適切な幅と厚みのある付着歯肉の獲得を目指します．ただし，残存した感染源に起因する慢性炎症が持続するリスクは概念レベルであって定量できるわけではありません．

なお歯周外科治療の禁忌症である妊婦や全身疾患を有する高齢者に対しては，治療の侵襲を勘案し歯周外科治療は選択していません．

参考文献

1. Claffey N. Decision making in periodontal therapy. The re-evaluation. 1991 ; J Clin Periodontol. 18 : 384 - 389.
2. Waerhaug J. Subgingival plaque and loss of attachment in periodontitis as evaluated on extracted teeth. 1977 ; J Periodontol. 48(3) : 125 - 130,.
3. Lindhe J, et al. Healing following surgical/non-surgical treatment of periodontal disease. 1982 ; A clinical study. J Clin Periodontol. 9 : 115 - 128.
4. Badersten A, et al Effect of nonsurgical periodontal therapy. II. Severely advanced periodontitis. 1984 ; J Clin Periodontol. 11 : 63 - 76.
5. Caffesse RG, et al. Scaling and root planing with and without periodontal flap surgery. 1986 ; J Clin Periodontol. 13 : 205 - 210,
6. Badersten A, et al. Effect of nonsurgical periodontal therapy. V. Patterns of probing attachment loss in non-responding sites. 1985 ; J Clin Periodontol. 12 : 270 - 282.
7. Kaldahl WB, et al.Long-term evaluation of periodontal therapy : I. Response to 4 therapeutic modalities. 1985 ; J Periodontol. 67 : 93 - 102.
8. Kaldahl WB, et al. Long-term evaluation of periodontal therapy : II. Incidence of sites breaking down. 1996 ; J Periodontol. 67 : 103 - 108.

Part 2

No.17 暫間固定と咬合調整

a．暫間固定

　歯周炎に罹患した患歯の病的な動揺を抑えて歯周組織の安静を図り，歯周組織の修復反応を容易にするとともに，プラークコントロールしやすい環境を構築します．

　前歯部では接着性レジン（スーパーボンド）を用いたダイレクトボンディング法，臼歯部では咬合面に溝を形成し，ワイヤーとレジンで固定します（A-splint）．

　SB固定は下顎前歯部であれば，数年から10年程度は維持することも可能です．一方，臼歯部には咬合力が加わるので困難なのですが，天然歯の場合にはトライしても良いでしょう．

　適合不良のクラウンであったり，歯周組織再生療法を行ったのちに再補綴を行う予定であれば，術前治療としてプロビジョナル・レストレーションを作製して暫間固定，機能回復および審美性の改善を図ります．

　歯周補綴を選択した症例では，プロビジョナル・レストレーションを用いた患歯の固定と歯周組織再生療法および，支台歯の連結固定が第一選択です．患者にプロビジョナル・レストレーションを装着させて実際の咀嚼運動をしてもらい長期安定が得られるかを確認します．咬合平面の調整も同時に行います．

　図17-1は上顎左側中切歯の動揺と歯肉腫脹を主訴に来院した49歳の女性患者に対してプロビジョナル・レストレーションを作製し，上顎の審美性と機能性の回復のためにインプラント治療と補綴治療を行った症例です．

　加齢にともなって犬歯誘導からグループ・ファンクションに移行した患者にはどのような咬合を付与するかについては，患者の既往歴および犬歯の状態から判断します．可能であれば，左右対称の咬合にします．

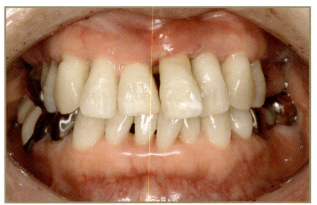

図17-1a　患者は49歳の女性．初診時の口腔内の状態．上顎左側中切歯の動揺および歯肉腫脹を主訴に来院．

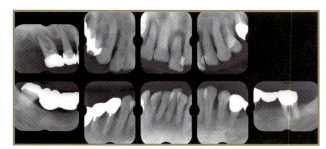

図17-1b　初診時のデンタルエックス線画像．患者と治療方針について話し，上顎のみ歯周補綴治療を行うこととなった．

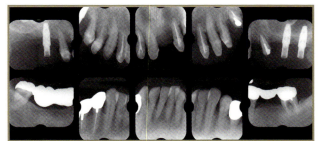

図17-1c　根管治療を行い，インプラントを埋入した．天然歯の可及的な保存治療と上顎両側側切歯への便宜抜髄を行った．

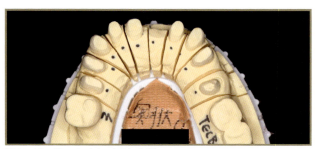

図17-1d　Study Modelを作製．

歯周治療実践のための確かな治療法の選択と失敗の原因検証

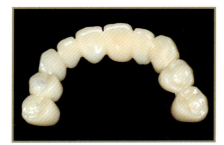

図17-1e プロビジョナル・レストレーションを作製し，暫間固定を図る．

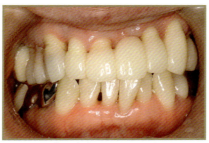

図17-1f プロビジョナル・レストレーションを装着（正面観）．このとき咬合平面の調整も同時に行う．

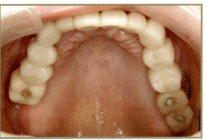

図17-1g 同咬合面観．犬歯が歯周炎で骨吸収が進行していれば，第一・第二小臼歯にも咬合負担させる．

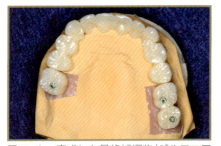

図17-1h 完成した最終補綴物（ジルコニアベースのポーセレン冠）．機能性と審美性の回復を図る．

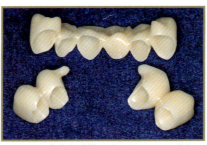

図17-1i 咬合力分散のためキーアンドキーウェイを採用した．

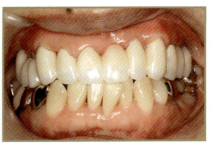

図17-1j 最終補綴物装着．下顎の補綴治療を希望しなかったため，予後を慎重に観察する予定．

すなわち，犬歯誘導かグループ・ファンクションのいずれかに決めますが，グループ・ファンクションを補綴的に作製するのは大変です．犬歯誘導の付与は簡単ですが，犬歯が歯周炎で骨吸収が進行していれば，第一・第二小臼歯にも咬合負担させます（**図17-1f, g**参照）．

この咬合様式の選択については，筆者の知る限り明確なエビデンスは見当たらないので，経験的に行っていますが，臨床的な問題は出ていません．

b. 病的な歯の移動

病的な歯の移動（PTM：Pathologic Tooth Migration）は中等度以上の歯周炎に罹患した合併症であり，歯周病患者の30～50％以上に病的な歯の移動が観察されます．

患者が来院し，歯周治療を受けるきっかけにもなります[1]．PTMの病因は多因子性で，歯周炎による歯周組織の破壊に加えて異常咬合や悪習癖（舌突出癖，頰や唇の非機能運動，態癖）が考えられます．

図17-2は悪習癖の改善を指導してもなかなか改善しない症例です．「癖」を直すのは難しいと感じます（この患者の治療の詳細についてはPart 2・No.23・**図23-4a～v**参照）．

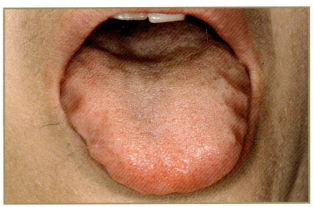

図17-2 歯圧痕を認める．

c. 病的な歯の移動に対する矯正治療

病的な歯の移動に対しては，補綴的に対応するか矯正治療を選択します．歯周病を発症する前の歯列状態は通常わからないので，矯正治療のゴールをどこに設定するかについて明確な指標があるわけではありませんが，筆者は患者が同意すれば現在では最も普及しているミューチュアリー・プロテクテッド・オクルージョン（Mutually Protected Occlusion）に近づけるようにしています[2, 3]．

患歯が病的移動を起こし歯列および咬合の再構築が必

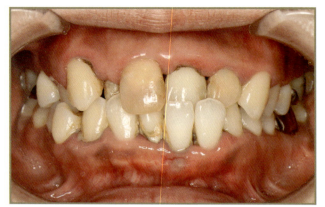

図17-3a 患者は37歳の女性．審美障害と歯肉の腫脹を主訴に来院．このような病的な歯の移動に対しては，補綴的に対応するか矯正治療を選択する（本症例では補綴・矯正治療の両方で対応した）．

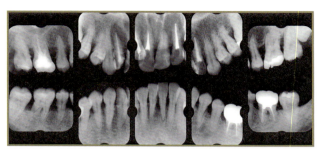

図17-3b 初診時のデンタルエックス線画像．全顎的に中等度の慢性歯周炎に罹患していた．

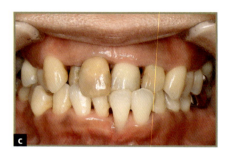
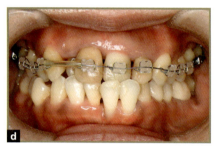

図17-3c 歯周基本治療終了時の口腔内の状態．歯肉縁下のデブライドメント後に矯正治療を行ことにした．
図17-3d 全顎的な歯周外科治療後に奥羽大学歯学部附属病院矯正歯科へ依頼し矯正治療を開始した．

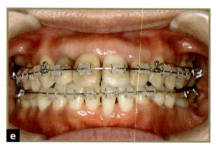
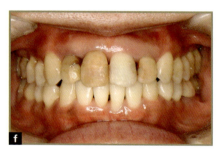

図17-3e 矯正治療開始2年後．
図17-3f 矯正治療終了時の口腔内の状態．上顎前歯の変色が気になる．ホワイトニングを勧めた．

要な症例では，歯肉縁下のデブライドメントを行ったのちに矯正治療を行い，前歯による下顎運動のコントロールと臼歯によるバーティカルストップの確立を目指します．

図17-3は審美障害と歯肉の腫脹を主訴に来院した37歳の女性患者に対して，歯周基本治療に続いて全顎的な歯周外科治療後に矯正治療を行いジルコニアベースのポーセレン冠で補綴治療を行った症例です．

なおフレアーアウトや歯の病的移動により咬合の再構築が必要な症例では，歯肉縁下のデブライドメント後に矯正治療を行いながら，骨増大術やインプラント治療を計画的に進め，治療期間が最短になるように工夫します．

PTMの初期の段階では，歯周基本治療により感染源と悪習癖を改善するだけで自然に歯の移動が改善されます．患者が矯正治療を希望しなければ，歯列不正というリスクを抱えたままSPTへ移行することになりますので，患者への説明は必ず行います．

d. 歯周病患者に対する矯正治療

ミューチュアリー・プロテクテッド・オクルージョンは治療の予測性を高めるために考えられた矯正治療の概念ですが，筆者が知る限り，エビデンスのレベルは高くありません．経験的には良い結果が得られていますが，これはひとつのモデルであり，科学的なエビデンスは乏しいことから，万人に対して適応可能な理論ではないか

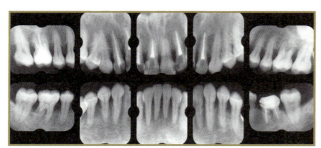

図17-3g 矯正治療終了時のデンタルエックス線画像.

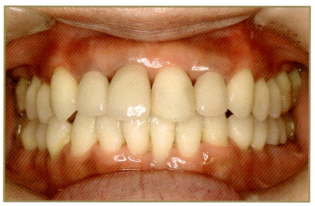

図17-3h 金属アレルギーの既往があるためジルコニアベースのポーセレン冠を装着し，SPTへ移行した．

もしれません．

　加齢にともない犬歯が咬耗して年齢ごとにグループ・ファンクションになっていることから演繹学的に考えて，中高年者では犬歯誘導よりもグループ・ファンクションにしたほうが良いという考えもありますが，これも仮説にすぎません．

　筆者は年齢よりも犬歯の状態に応じて決めており，犬歯が咬耗しているだけで健康な状態であれば犬歯誘導に，また歯周炎が進んでいたり，位置的に無理ならば第一・第二小臼歯でガイドさせています．これも自身の臨床経験と観察から考えた仮説に基づいた「術」であり，臨床的に問題が出ないため誤謬ではないであろうと考えていますが，より良い概念が登場すれば，それを吟味して変更することに抵抗はありません．

　歯周病患者に対する包括的歯周治療を計画する際に，矯正の専門医は矯正力による歯周組織破壊のリスクを懸念して矯正治療を推奨しないことがありますが，歯周病患者の矯正治療では，矯正力を通常よりも弱く（30g以下，1か月に1mm以下の移動を目安）して行うことで歯周組織の再生を促進できることが報告されています[4]．

　患者がブラキサーならば，犬歯誘導よりもグループ・ファンクションによる咬合力の分散のほうが良いという意見もありますが，たいていは来院時に犬歯誘導から咬耗によってグループ・ファンクションに移行しているか，あるいはクレンチャーの患者では犬歯に垂直的骨吸収が生じている場合が多く，この場合は，グループ・ファンクションを付与して犬歯を保護します．こちらも科学的エビデンスが乏しいのですが，一応の指標になります．最善かどうかは不明ですが，臨床上は正解のひとつと考えています．少なくても，以前よりも良くなれば失敗ではないでしょう．患者のパラファンクションが改善できれば予測性は向上します．

　経験的には，上顎側切歯の口蓋側転位，3 incisors，犬歯誘導のない患者，アングルⅡ級で咬頭嵌合位が複数あるような患者，切端咬合の患者，反対咬合でポステリアガイドになっている患者などは，臼歯が崩壊するリスクが高くなります．エビデンスレベルを高める必要がある領域でしょう．

参考文献
1. Brunsvold MA. Pathologic tooth migration. 2005；J. Periodontol. 76：859-866.
2. Stallard H, Stuart CE. Eliminating tooth guidance in natural dentitions. 1961；J Prosthet Dent. 11：474-479.
3. Stuart CE. Good occlusion for natural teeth.1964；J Prosthet Dent. 14：716-724.
4. 池田雅彦, 大出博司. バイオロジカルMTM ライトフォースによる歯周病患者への矯正治療. 東京：ヒョーロン・パブリッシャーズ, 2016.

Part 2

No.18 麻酔・切開・剥離・デブライドメント・縫合—手技と使用器具—

a. 歯周外科手術の体制と揃える器具

外科治療の基本的な手技は，麻酔，切開，剥離，病巣の郭清あるいは切除および縫合からなり，歯周外科治療の場合には，局所麻酔，歯肉切開，歯肉弁の剥離翻展，根面のデブライドメントおよび縫合が共通です[1]．

治療法ごとに根面処理，遮蔽膜の設置，生物製剤の塗布，自家骨あるいは人工骨添加，皮質骨穿孔，歯槽骨整形，歯槽骨切除〈生物学的幅径およびFerrule（帯環）効果を獲得するための歯冠長延長術〉あるいは抜歯を選択し，必要に応じて歯周パックを行います．

歯周外科治療の手術にはいくつかのステップがあり，各手技を適応するタイミングも重要です．また術者1人で行うのは困難ですからアシスタントの育成が欠かせません．手際の良い外科治療を行うには，チーム全員が治療の術式を把握しておく体制が必要です．術者と補助者2名のほか，静止画（**図18-1**）あるいは動画の撮影や器具出しを行うスタッフの3名で歯周外科治療を実施します（**図18-2**）．

また消毒法については，口腔外をクロルヘキシジンで，口腔内をポビドンヨードで消毒する方法が教科書に記載されています．これは歯科の外科治療における消毒法が医科を参考に編集されているためだと思いますが，エビデンスに乏しいものです．一種の儀式です．ただし初心者には「今から手術するぞ！」という心のスイッチを入れる意義はあるのかもしれません．

筆者は，術前に歯ブラシの先に抗菌剤をつけて歯肉溝をバス法で，歯間部をつまようじ法で術者磨きをして，歯肉溝周辺に付着しているプラークを可及的に除去しています．

そもそも歯周外科治療やインプラント治療を行う段階では，患者自身のプラークコントロールが確立しているので，口腔内にプラークが多量に付着していたり，歯肉に炎症を認めることはないはずです．もしそうであれば，Human Preparation（手術に備えた患者教育と支援）が上手くいってないので歯周基本治療に戻るほうが無難です．

b. 麻酔

通常は8％キシロカイン含有の局所麻酔をカートリッジ1～3本を使用します．初めに表面麻酔を塗布するか，爪先で刺入点付近をあらかじめ数回押して刺入点周辺の感覚を鈍くします．

神経走行を考慮して，浸麻針を患歯の歯根中央よりやや遠心側へ刺入します．針のカット面が歯肉表面に合うようにして，軟組織を引っ張り少し緊張させて針先を可動性粘膜に刺入しやすくします．ゆっくり麻酔薬を注入して痛みが出ないような配慮が必要です．緊張している患者に治療による痛みを与えると，血圧が上昇したり，気分が悪くなることがあります．

浸麻針が歯肉内に入り込む長さから骨欠損の状態が予測可能です．麻酔針を抜いた際に刺入点からの出血の程度を確認します．ほとんど出血しなければ肉芽が少ないでしょうが，ジワーと出血するようであれば肉芽が多いでしょう．

麻酔後に除痛の確認を兼ねてポケットプロービングおよびボーンサウンディングを行って骨欠損形態の把握に努め切開線を最終決定します．ボーンサウンディングを行う際には，浸麻針にファイルのストッパーを付けて，軟組織に入った浸麻針の長さから骨欠損の程度を予測します．

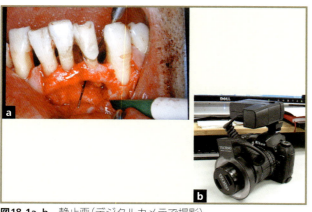

図18-1a, b 静止画（デジタルカメラで撮影）．

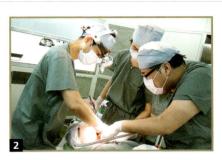
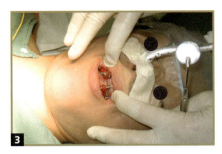

図18-2 歯周外科治療を実施するスタッフ．手術は1人でではできない（左端は筆者）．
図18-3 全身麻酔下でインプラントの印象採得．

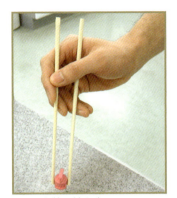
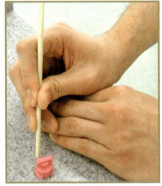
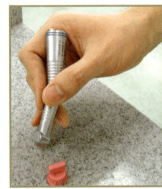

図18-4a 正しいお箸の持ち方．
図18-4b ルートプレーニング時のスケーラーの把持（ペングリップ）．
図18-4c コントラハンドピースの把持（ペングリップ）．

c. 静脈内鎮静法と全身麻酔

嘔吐反射が強い患者，歯科恐怖症の患者，全身管理下での手術を行う患者には，静脈内鎮静法と局所麻酔を併用します．歯周外科治療を行う可能性がある場合，あらかじめ患者に説明しておくと良いでしょう．

極度の嘔吐反射のある患者に強く依頼され，全身麻酔下でインプラントの印象採得をしたことがありますが（**図18-3**），非常に稀な症例では大学病院やICUの設備が整った病院で対応するのが適切でしょう．

d. 切開

メスホルダーの持ち方は，**図18-4**に示したようにスケーラーやタービンと同じで，お箸を持ってつまんだのちに1本取った際のペングリップです．薬指でレストを取り，親指，人差し指，中指および人差し指の付け根付近の4か所で固定し，脇を締めて姿勢を安定させます．

レストを取らないと操作の安定性が下がりますし，肩周りの筋肉が緊張するため，肩こりを起こします．無理な姿勢で手術をすると，首，肩および腰を痛める原因になります．

また脇が開いた姿勢は不安定で器具が滑り医療事故を起こすリスクが高くなるので（**図18-5**），まずは正しい姿勢を身につけます．足は膝が90°程度に曲がるように椅子の高さを調節します．椅子の高さの調節を誤ると腰や首を痛める原因になります．上顎の外科治療では立位で行うと良いでしょう．技工時の姿勢が理想で可及的に両手を使用します．

レストを取る，脇を締める，お箸を正しく持つ指使い，そこからスタートさせます．型から入るのも上達の早道です．最近の若者のペンやお箸の持ち方がおかしいと感じますが，早めに矯正するほうが良いでしょう．

歯肉の切開にも流派のようなものがあります．「切開は1回で骨を切るように行う」「2度切りはしない」という考え方もありますが，力みがちになるのと，刃先が傷んでその後の切開が上手くできません．また，力みすぎると指先の感覚が鈍ります．

全部層弁を作成する場合には，刃の先端が骨に接触するのがわかる程度の力加減でメスホルダーを握ります．初心者にありがちですが，骨膜を切れていない「ためらい傷」のような状態で歯肉弁を剥離しようとすれば，軟組織を挫滅して術後疼痛や出血の原因になります．

Part 2

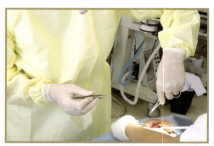

図18-5　脇が開いた姿勢は不安定で器具が滑り医療事故を起こすリスクがある．

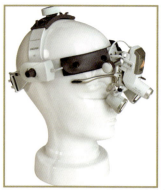

図18-6　LEDライト付きの拡大鏡．必須ツールである．

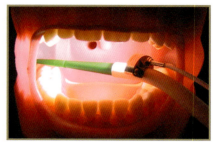

図18-7　LEDライトが付いているバキューム．

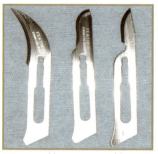

図18-8　替え刃メス（左よりNo.12, No.15, No15c）．

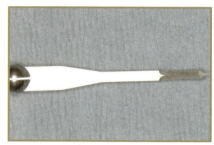

図18-9　ミニブレード．

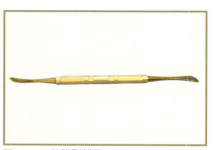

図18-10　粘膜剥離子．

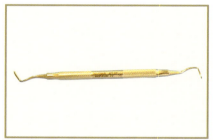

図18-11　オルバンナイフ．

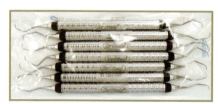

図18-12　手用スケーラー（キュレット型／グレーシータイプ）．

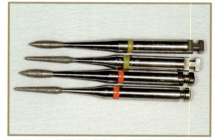

図18-13　根面のデブライドメント用バー．

　骨に触れる程度まで力を抜いて切開し，歯肉の厚みや骨の凸凹を感じながら2度切りか3度切りして切開しても問題はありません．歯周組織には軟組織と硬組織が混在しています．全部層弁では骨膜を切りますが，骨まで切ると刃先が傷んでしまいます．

　筆者は研修医がHopeless Teethの抜歯を行う際には，事前に切開のトレーニングをさせています．メス刃で歯肉溝から1mm離して刃先を歯肉に刺入し，骨に触れるまでメス刃を歯根に平行に深く挿入させ，内縁上皮が付着したまま患歯を抜歯し，残存する肉芽を歯頸部から歯根方向に剥離し，新鮮骨面を観察し，縫合することを練習させます．メスの刃先での歯肉切開と骨から肉芽を掻爬することの練習です．

　切開は縫合を考慮して骨の裏打ちのある部位に行います．歯周ポケット内に切開したつもりが，歯根にメス刃が当たって切れなくなることがあります．初心者が起こしやすいミスです．

　道具も大切で，LEDライト付きの拡大鏡やバキューム，パソコンおよびデジタルカメラは自分の臨床技能を磨くための必須ツールです（図18-6, 7）．

e．歯肉弁の作成

　歯肉弁には「全部層弁」と「部分層弁」の2種類があり，全

部層弁の場合，粘膜剥離子を2本かオルバンナイフを併用します．部分層弁の場合は，ティッシュプライヤー（攝子）とメス（ブレード）を用います．とくに，メスを持つ利き手の反対の手で操作する攝子の使い方がポイントです．

軟組織に適度なテンションをかけながら，新品のメスの刃先で骨膜と結合組織の一部を残し，歯肉を2つに切り分けるように切開します．部分層弁を作成するときには可動性の高いほうの歯肉弁を攝子で把持してメスで切開しやすくすることがコツです．術者によっては歯肉バサミで代用しています．

また「減張切開」を行う際には，必ずティッシュプライヤーで歯肉弁を把持し，軟組織にテンションをかけながら切開します．骨膜を切開すれば，軟組織が延びるのがわかります．骨膜のみを切開すれば皮下出血などの術後の問題が出にくく，術後の出血や腫脹も軽減できます．

f. 歯肉弁の剥離

歯肉弁の剥離は健康な歯肉あるいは剥離しやすい部位から，具体的には歯間乳頭部あるいは縦切開した部位から行います．その際，皮質骨および骨膜を追いながら剥離し，骨膜と肉芽が癒合している部位では，メスやオルバンナイフで癒合部を切離すると剥離が容易です．

上顎に比較して下顎の歯肉は薄く前歯部は歯根間の間隔が狭いため歯間乳頭部歯肉が切れやすいので注意を要します．

全部層弁の場合，骨膜が切れていない状態で力任せに剥離すると，歯肉弁が挫滅し，全部層弁のつもりが部分層弁的に剥離され術中および術後出血，疼痛，治癒不全の原因になります．通常は歯肉弁を剥離後に患部を明視野下で観察できます．歯肉弁が損傷していたり，剥離が上手く行えていないと，術野が見視しにくいため適切な治療が難しくなります．

剥離に問題がないにも関わらず洗浄しても歯肉から出血が止まらない場合，残存する肉芽からの出血，ワルファリンカリウムの服用，高血圧，糖尿病あるいはそのほかの全身疾患を疑い，モニターを付けて脈拍，血圧などを調べ手術を行います．

もっとも，事前の検査が不十分なままで手術するのは厳禁です．

g. 使用器具

●替え刃メス

通常はNo.15cを使用します．最後臼歯の遠心部や遊離端欠損部にインプラントを埋入したのちに二次手術で部分層弁を作成する際に，最後臼歯が邪魔になる部位，さらに中間欠損部にインプラントを埋入する際の近心側の切開にはNo.12が便利です（**図18-8**）．

●ミニブレード

遊離歯肉移植および上皮下結合組織移植の際に使用すると便利です（**図18-9**）．

●メスホルダーと粘膜剥離子（**図18-10**）

歯肉弁の翻転に使用します．2つあると，両手で剥離できるので便利です．

●オルバンナイフ

歯肉弁の翻転や肉芽の切除に使用します（**図18-11**）．骨と軟組織の境界に器具の先端を入れて歯肉弁を翻展する際に便利です．レストを取らないで操作すると，手先が滑って歯肉弁に穴をあけるリスクが高まります．

●手用スケーラー（キュレット型／グレーシータイプ）

根面のデブライドメントと縁下ポケットの肉芽除去に使用しますが（**図18-12**），骨頂周囲の根面に付着している軟組織を挫滅しないように注意します．患部が出血でよく見視できない状況下では，確実な低侵襲のデブライドメントはできません．低侵襲の切開と剥離を行う必要があります．

●根面のデブライドメント用バー

歯面のデブライドメントには不可欠の器具です（**図18-13**）．フラップ手術を含む深い歯周ポケットを有する患歯に対する歯周外科治療で最も時間がかかるのは，根面のデブライドメントと肉芽の除去です．この治療ステップをいかに早く正確に行えるかが治療時間の短縮と予後に大きく影響します．

●超音波スケーラー

歯肉縁下歯石があれば，まずは超音波スケーラーかエアースケーラーを用いて歯石を除去します．

●破骨鉗子

骨外科に使用します（**図18-14**）．棚状骨や骨隆起をラウンドバーで削るよりは，破骨鉗子で削り取り，集めた骨片を骨欠損部に填入したり，GTR法を行う際には遮

Part 2

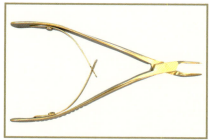
図18-14 破骨鉗子.

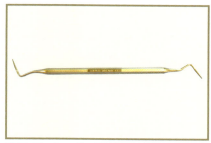
図18-15 シュガーマンファイル.

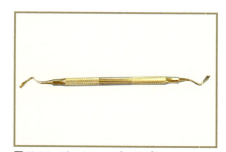
図18-16 オーシャンビンチゼル.

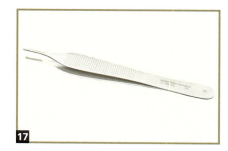

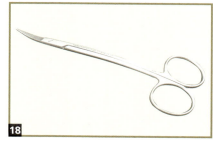

図18-17 アドソンのティッシュプライヤー.
図18-18 歯肉バサミ.

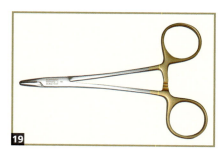

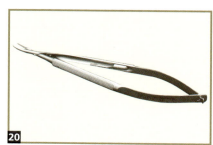

図18-19 ヘガール型の持針器.
図18-20 カストロビージョ型の持針器.

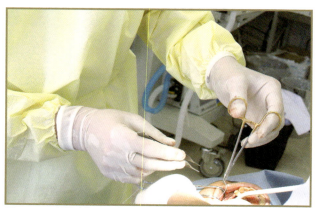
図18-21 上顎手術の場合,「順手」での縫合は繊細な操作がしにくく,手首の回転もスムーズにできない.「逆手」での操作も覚えて,両方を使い分けると良い.

蔽膜下へ設置し骨移植術に使います.

●シュガーマンファイルとオーシャンビンチゼル

骨外科に使用します(図18-15, 16).

●アドソンのティッシュプライヤー

縫合時に歯肉弁や縫合糸を把持します(図18-17).また部分層弁の作成時に歯肉弁を把持したり,抜糸時に縫合糸を把持するのに便利です.

●歯肉バサミ

厚みのある口蓋歯肉を薄く削いだり,余剰歯肉の切除に用います(図18-18).ゴールドマンフォックスやラグランジェがあり,ラグランジェは部分層弁の作成にも使用可能です.

●持針器の種類と持ち方

「ヘガール型」「クライルウッド型」「カストロビージョ型」が一般的に用いられています.持針器はヘガール型(図18-19),クライルウッド型(はさみ型)あるいはカストロビージョ型(図18-20)を使い分けます.

全部層弁を形成する手術ではヘガール型を,部分層弁を作成する根面被覆や遊離歯肉移植術,さらに歯根端切除術やマイクロスコープを使用する場合にはカストロビージョ型を使用します.カストロビージョ型持針器は親指と人差し指で操作でき,指先の感覚を生かしてデリケートな縫合ができるため繊細な操作を行うのに適しています.

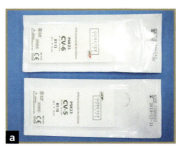
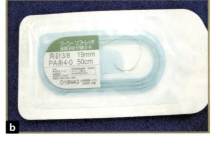
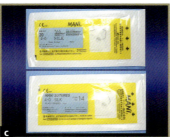
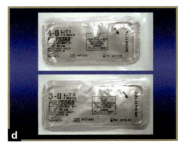

図18-22a GORE TEX SUTURE.
図18-22b 滅菌済針付縫合糸.
図18-22c 絹糸.
図18-22d 吸収性縫合糸.

　歯肉弁を翻展後に根面のデブライドメントを行い，必要な根面処理や骨外科を行ったのちに縫合します．

　縫合のステップは若手の先生方が苦手意識を持ちやすいようです．治療時間の延長にも繋がり，麻酔が切れてくると患者が痛みを訴えるので，無駄な操作をしないで，確実に縫合を進めることを意識して練習する必要があります．

　針が彎曲しているので，ドアノブを回すように手首を回しながら針先で歯肉を貫通させて縫合すると良いのですが，研修医や初心者は手首が回らずに押して縫合してしまい針が骨に当たり針が直線化することが多いようです．「指把持法」で治療部位によって「順手」と「逆手」(**図18-21**)の両方を使い分けると楽に縫合できます．下顎と上顎とでも持ち方を変えると操作のしやすさが違います．

　運針には「順針」と「逆針」があり，上顎の手術では，筆者は立位で行うことが多く，持針器はたいてい逆手で持ち，脇を開かないように配慮します．上顎の手術を行う際に，「順手」で縫合しようとすると，脇が開いて上腕の筋肉が緊張するため(**図18-5**参照)，繊細な操作がしにくく，手首の回転もスムーズにできません．通常，卒前の臨床実習では「順手」しか教えませんが，手術部位によっては実践的ではありません．

●縫合針と縫合糸

　断面が逆三角針(Reverse Cutting)の針が推奨されます．丸針(Taper Point)は歯肉に対して組織貫通性が悪く，歯肉弁に縫合針を通すのが容易ではないので使用していません．角針(Regular Cutting)は，組織を断裂させやすく薄い歯肉弁には不向きです．歯間部に針を通すことが多いので，縫合針の彎曲は，弱・弱彎(1/4 circle)が使いやすいでしょう．

　針付き糸は価格がかなり異なります．GORE TEX縫合糸が使用感に優れていますが高価なため，保険診療では価格が安い絹糸を使用します．フラップ手術などの頬舌側の歯肉弁を縫合する場合には針がやや大きめ(GORE TEX CV-5など)，歯周形成外科には小さ目(GORE TEX CV-6など)を使用しています(**図18-22**)．

●生理食塩水

　手術中は術野をまめに生理食塩水で洗浄し，デブリーを洗い流すとともに術野の湿潤状態を保つように心がけます．骨外科，根面のデブライドメント時にはとくに頻繁に洗浄します．20～50ccの注射筒に径の太いシリンジを装着して使用します．歯肉弁を乾燥させると収縮していることがあるので，スタッフに定期的に生理食塩水を用いて湿潤状態を保つように指示しておきます．

参考文献
1. 髙橋慶壮．歯周治療失敗回避のためのポイント33―なぜ歯周炎が進行するのか，なぜ治らないのか―．東京：クインテッセンス出版．2011．118-124．

Part 2

No.19 歯周外科治療

a. 歯周外科治療は「科学」と言うより「術」である

「世の中には30年続いても，不味いラーメン屋がある」という話を聞くことがあります．日頃からの研究，改良と鍛錬なくして，ラーメンの味は良くならないのでしょう．歯周外科治療も同じです．ベテランの年齢になっても，手術の不得手な外科医はいるでしょうし，歯周外科治療をやったことのないあるいは上手でない歯科医師はいるでしょう．

本項では，若手の歯科医師を指導している立場から，歯周外科治療の上達法を紹介します．歯周外科治療自体は「科学」というより「術」であり，プレゼンテーション，前準備（段取り），イメージトレーニングと術中前後の記録，確認，省察を繰り返すことで，ミスの少ない治療技術を習得可能です．

b. 「術」の習得方法

医療は「科学」に基づく「技術」であり，患者を幸せにするという明確な目的があります．歯科治療のほとんどは外科的治療です．手を動かすことの好きな人や得意な人は，術式をマスターするのが早いでしょう．「God Hand」「名人芸」を培う地道なトレーニング方法は，日々の治療を通して鍛錬を継続することです．もちろん努力は必要ですが，要領よく上手くなりたいと思う人は多いと思います．独学で試行錯誤を繰り返しながら上達できる人は心配ないでしょうが，適切な指導を受けずに我流の治療が定着してしまうと，良好な治療成績は得られないでしょう．逆に，優れたメンターに学び，努力をすれば5年程度で一人前の歯周病専門医に成長できます．

前掲の図15-1に挙げたスタンダードな術式の習得に加えて，術中の判断や対処法を身につけるには，日々のトレーニングを積み重ねることですが，自分の行った治療を振り返り，他者に提示して正しい方向に進んでいることを確認することが推奨されます．

歯周外科治療は数秒を争うような手術ではありません．無駄のないように治療の段取りを整えて，ゆっくり進めます．ラテン語に「Festina Lente（フェステナ・レンテ）」という言葉があり，日本語では「ゆっくり急げ」あるいは「急がば回れ」と同義語ですが，「ゆっくり急ぐ」という表現が一番合っていると思います．ゆっくり急ぐには，手術前の段取りがすべてです．

c. トップナイフ

最高の技術を有する外科医を「トップナイフ」と称した書籍が出版されています[1]．外科の世界では，手術に上手くなるには各治療ステップの「イメージ」を持つこと，成功体験を積むことの重要性が指摘されています．

治療の「イメージ」を持つことの重要性は，他書でも述べられています．世界的に知名度の高い心臓外科医である須磨久善氏の活躍を描いた本も示唆に富んでいます[2]．

須磨氏は，インタビューのなかで，外科治療に必要な訓練は「イメージ力」と「段取りの付け方」だと述べています．外科治療には「イマジネーション」が大切ということでしょう．また，「本物を見ること」や良きメンターに学ぶことの重要性を挙げています．

d. 習うより慣れろ

人間の受ける刺激の8割は「視覚」から得ています．「言語世界」の概念にとどまるなら良いでしょうが，治療技術を学ぶ際には，言語世界だけでは困難で，実際に自分の目で見て理解することが不可欠です．メンターの手術を見学したり，症例検討会などで写真やビデオを観ることを通じて術式のイメージが湧くでしょう．

昔から，「百聞は一見に如かず（Seeing is Believing）」と言われます．もともと漢書に出てくる言葉です．その後，「百見は一考に如かず（見るだけでなく，考えないと意味がない）」「百考は一行に如かず（考えるだけでなく，実際に行動するべき）」「百行は一果に如かず（行動するだけでな

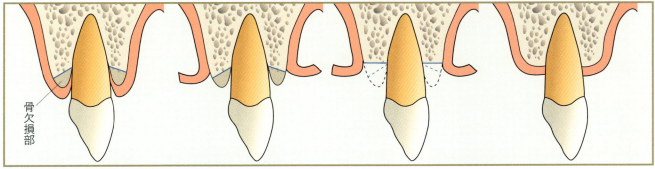

図19-1　Leonard Widmanが報告した歯周病の外科治療の術式（Widman Flapの原法）．過剰な骨外科を行っている．

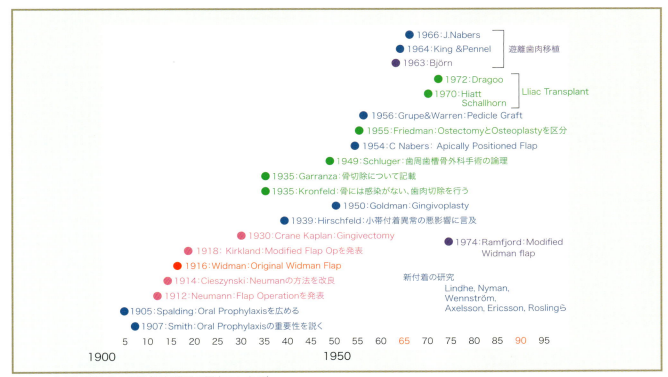

図19-2　歯周外科治療の変遷（試行錯誤の歴史でもある）．

く，成果を出さないと意味がない：筆者は症例報告，学会発表および論文や書籍作製といったアウトプットが大切という意味と解釈しています）」と創作されたようです．まとめると，「聞いて，読んで，見て，考え，イメージして行動し，成果を出す」と言ったどの領域の仕事にも共通するアドバイスです．五感をフル活用していることに注目します．

　頭だけで考えていても治療を実践できません（**図1-3**参照）．繰り返すことで身体に染み込んでくるので，治療はスポーツに似ています．慣れが必要ですが，我流の治療を繰り返していても効果は上がりません．メンターから学び，自分の臨床をつねに客観的に評価して改善を繰り返します（Part 1・No. 3参照）．

e．歯周外科治療の歴史

　100年前にスウェーデンの歯科医師Leonard Widmanが歯周病の外科治療の術式を報告しました（**図19-1**）[3, 4]．現在のMI（Minimal Intervention）概念とは程遠いMI（Maximal Intervention）概念と言えますが，当時は画期的だったのかもしれません．Ramfjordが1974年に発表したWidman改良型フラップ手術[5]は根面の郭清と，骨頂上の結合組織の保護を勘案した優れた術式であることが十分に理解できます．

Part 2

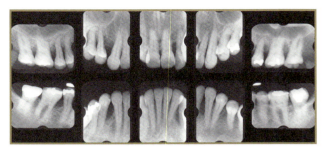

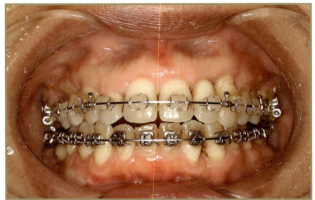

図19-3b 奥羽大学歯学部附属病院矯正歯科へ依頼し矯正治療を行う．

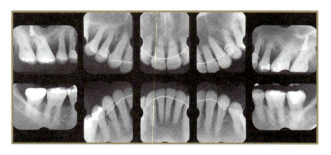

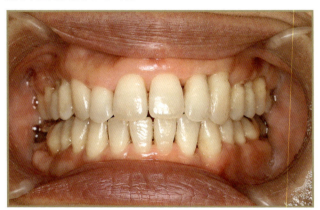

図19-3a 患者は51歳の女性．初診時のデンタルエックス線画像．骨吸収が中等度に進行している．オープンバイトにより臼歯部へ過剰な咬合力が加わっていた．

図19-3c 矯正治療後の口腔内の状態．

図19-3d 矯正治療後のデンタルエックス線画像．

　それ以降，歯周治療学において，歯周外科治療の方法が数多く報告されました（図19-2）．フラップ手術，骨外科，歯周形成外科治療を併せるとかなりの数です．歯肉切除術から始まって，骨外科，フラップ手術，遊離歯肉移植術，根面被覆，歯周組織再生療法と多岐にわたります．最近ではインプラント治療が普及したことで，歯周病患者のインプラント治療を行う症例が増えており，患者にとっては医療の高度化は望ましいのですが，歯科医師側からすれば，治療の習得が大変です．すべての歯科医師ができる必要はないので，歯周病専門医が担えば良いと思います．

f．切除療法の問題点

　歯周ポケットを3mm以下にすることが「是」と考えら

れた時代にはポケット除去療法が盛んに選択されていました[6]が，歯周ポケット深さの解消を目的とした切除療法（歯肉切除術，歯肉弁根尖側移動術）は，軟組織を失うデメリットがあり，知覚過敏症，根面う蝕，不快感のため抜髄と補綴の必要性が増します．

　歯周ポケット深さを浅くすること自体は「是」ですが，患者は審美的問題や発音障害および知覚過敏が発生するかもしれない歯間乳頭の喪失や歯根露出を望んでいません．そこで現在，筆者は歯周ポケット深さに加えて疾患活動性（BOPで評価している）を勘案し，プラークコントロールが良好でBOP陰性の部位に対しては非外科的に対処しています．逆に，プラークコントロールが悪ければ，いったん歯周ポケット深さが3mm以下になっても歯周炎が再発するでしょう．

　図19-3に示した症例はエックス線画像では骨吸収が重

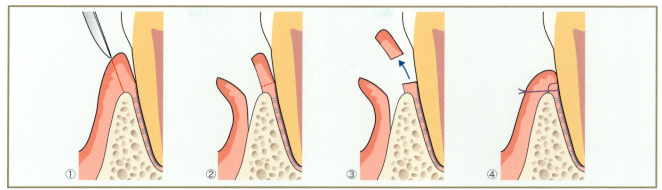

図19-4 1970年代の歯周外科治療．歯槽骨上方の結合組織を保存していることに注目．

度ですが，前医が切除型治療をしているので歯周ポケットは3mm以下です．しかし，患者の満足度は高くありませんでした．

　歯周ポケットが残存する患歯に行う歯周外科療法は「ポケット除去療法」「ポケット減少療法」あるいは「歯周組織再生療法」に分類されますが，筆者は上記した理由から「ポケット減少療法」か「歯周組織再生療法」を選択しています．感染していない軟組織を極力温存することが望ましいと考えています．

　以前は，深い歯周ポケットが最もリスクが高いというエビデンスから，ポケット除去療法が推進されましたが，現在の治療概念からすれば，病気の結果（深い歯周ポケット）に対してではなく，原因（根面に付着した歯肉縁下プラークおよびリスク因子）に対する治療を行うのが最善解です．歯質の切削を最小に抑えるMI概念と同様に，軟組織の除去を最小に抑える術式が望ましいと考えています．

　軟組織を過剰に切除して歯間乳頭が消失したり歯根が露出すれば，食片が残存したり空気が抜けて発音障害を気にしたり，知覚過敏症や根面う蝕のリスクを高めます．深い歯周ポケットの残存は歯周炎が再発する確率が最も高いリスク因子ですが，それは汚染された根面を放置している場合です．深い歯周ポケットは歯周病の「結果」であり，われわれは「原因」に対処すれば良いのです．

　既存の歯周組織再生療法を行うことで，歯肉頂が1mm下がりアタッチメントゲインが3mm得られれば，歯周基本治療後の再評価時に8mm残存していた歯周ポケットを4mm以下に改善できます．SPTを継続すれば長期予後を確保することが可能です．歯周ポケットの徹底的な除去を目的とした歯肉弁根尖側移動術は失活歯の大臼歯部には適応できても，前歯部には適応しづらい術式です．

g．フラップ手術

　活動性の高い歯周ポケットに対して行われる歯周外科治療の基本的術式はRamfjordらによって報告されたWidman改良型フラップ手術です[6]．確実に明視野下で根面を郭清することが最重要です．歯周ポケットに対する基本的な外科手技であり，根面処理，骨移植および生物学的製剤が併用されています．

　Widman改良型フラップ手術は「ポケット減少療法」に分類されていますが，「長い上皮性付着」が長期予後観察中にある程度「結合組織性の付着」に置換されることが動物実験[7,8]および臨床結果から指摘されています[9]．この仮説のエビデンスレベルは評価されていませんが，上皮性付着であってもプラークコントロールが良好であれば，根分岐部病変などのハイリスク部位を除けば，長期的な予後はきわめて良好です．

h．Fiber Retentionの概念

　1970年代の論文を読むと，歯周外科治療においてきわめて重要な考え方が発表されており，先達の慧眼に感心します．

　Levineが報告した歯肉線維を保存したフラップ手術では，歯槽骨頂周囲の結合組織性付着の損傷を防止することで結合組織性付着と健康なセメント質の可及的な保存を可能にするのが基本的な概念です（**図19-4**）[10,11]．

　結合組織線維を保存することで上皮の侵入を防ぎ，さ

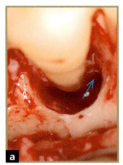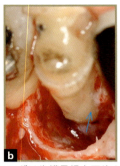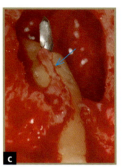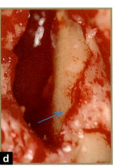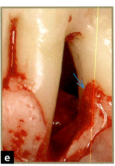

図19-5a〜e ルートプレーニングは歯槽骨縁上平均1mmの軟組織は残し，汚染された根面だけをデブライドメントするのが理想である．Fiber Retentionの概念を意識して根面にしっかり付着する軟組織（矢印）は保存する．

らなる付着の喪失を防止できるとともに，骨吸収も抑制可能です．ただし，肉眼では良く見えないため，1970年代にはこの手術方法は普及しませんでした．もっともLevineの学説はRamfjordに影響を与えたかもしれません．

近年，実体顕微鏡を使用することで，Gingival Fiberをより確実に保存することが可能になりました．Levineが1972年に発表したFibre Retentionの概念を引き継いだ論文がCarnevaleによって2007年に報告されています[12]．結合性付着を壊せば，生物学的幅径を維持するために歯槽骨が吸収し，歯槽骨切除術を行うのと同様の侵襲を加えることになります．

Carnevaleは用意周到に理論武装しており，遺体を使用した研究から歯周炎に罹患した歯周組織にも骨縁上1mm（平均）に結合組織性付着が存在することを報告しています[13]．これらの研究結果から，根面のデブライドメントは歯槽骨縁上1mm（平均）にとどめることが推奨されます．

RamfjordはWidman改良型フラップ手術を紹介した論文のサマリーにおいて「Summary of the modifications of the Widman flap. The collar of tissues around the necks of the teeth is cut loose with sharp knives (second incision) instead of tearing with curettes. Thus excessive curettement on root surfaces with intact periodontal fiber attachment is avoided」と述べており，骨頂周囲の結合組織を過剰にインスツルメンテーションすることを避けるべきであり，また正常な歯周線維が残っている根面をキュレットで過剰に侵襲することも避けるべきと述べています[6]．

筆者も歯周外科治療を行う際には骨頂上に残存する軟組織を損傷しないように配慮しています（**図19-5**）．低侵襲性の歯周外科治療を行うには回転切削器具と拡大鏡が不可欠です．付着を壊さないように歯槽骨の上方1mm程度の軟組織を保存します．歯周組織再生療法では，「セメント質—歯根膜—固有歯槽骨」を可及的に再生することが目的ですから，歯槽骨周辺のデブライドメントはとくに慎重に行うべきです．

ヒトの生物学的幅径についてのエビデンスレベルはまだ高くありません．平均すると，2.15〜2.30mmですが，研究間の多様性が大きく0.2〜6.73mmのばらつきが報告されています[14]．

汚染された根面だけをデブライドメントするのが理想で，手用スケーラーよりも回転切削器具が優れています．肉眼で術野を見て，手用スケーラーで繊細なデブライドメントを行うのは非常に困難で，侵襲が大きくなる可能性が高いでしょう．拡大鏡の使用と回転切削器具を用いたデブライドメントを行うことが推奨されます．

i. Hopeless Teethの治療

Hopeless Teethに保存的治療を適応する場合，歯周組織再生療法を選択します．Ramfjordの述べた「歯周治療における10のドグマ」の5番目，「歯周ポケットが深いほど，予後は悪い（**図2-4**参照）」は，むしろ逆で治療の予後が良好です．ハイリスク・ハイリターンと言えるでしょう．歯周ポケットが浅いほうが治療効果が明確ではありません．

Cortelliniらは骨内欠損に対する再生療法を応用する際，科学的エビデンスと臨床経験の両方が必要であると報告しています[15]．また，患者の協力が不可欠であるこ

とを指摘しています．臨床家として同感です．

Hopeless Teeth（歯内—歯周複合病変）に対する歯周組織再生療法の効果を評価するために，抜歯後にインプラント治療を選択する対照群との比較から，90％の予後は良かったこと，再生療法のエキスパートが行った治療結果であること，結果のNegative Factorとして患者の問題，外科治療の術式，材料および歯科医師の不十分な臨床技能と経験を挙げています[16]．

外科治療でいったんは良好な状態まで治癒しても，厳密な口腔清掃，換言すれば原因除去を持続できないと歯周炎は再発します[17]．外科治療まで行う場合，たいていは患者教育に成功していますが，術後も継続した患者支援が必要なのはこのためです．

Ramfjordが指摘したように「ポケット3mm以下のドグマ」の影響からか，歯周ポケット除去療法にこだわる考え方もありますが，最重要なことは感染源の除去，すなわち根面のデブライドメントであり，咬合を安定させれば，生体の治癒力によって不正な骨形態はかなり改善されます．

過度な骨外科を行うのは，自然を征服しようとした欧米的な発想によるのではと想像しますが，筆者は原因の除去（根面の郭清）とリスクの軽減を図り，あとは患者の生活習慣と治癒力に委ねています．Andrew Weil博士の「治療は外から，治癒は内から」[18]と言う考え方と同じです．

参考文献

1. 仲田和正（編集），菊地臣一，安井信之，上田裕一，田中淳一，今明秀（著）．外科手術に上達くなる法—トップナイフたちの鍛錬法．東京：シービーアール．2009．
2. 海堂 尊．講談社文庫 外科医 須磨久善．東京：講談社．2009．
3. Widman L. The operative treatment of Pyorrhea Alveolaris ; a new surgical method. 1920 ; British dent. J 41 : 293-294.
4. Everett FG,et al. Leonard Widman : surgical treatment of pyorrhea alveolaris. 1971 ; J Periodontol. 42(9) : 571-579.
5. Ramfjord S,et al. The Modified Widman Flap. 1974 ; J. Periodontol. 45 : 601-607.
6. Ramfjord SP. Changing concepts in periodontics. 1984 ; J Prosthet Dent. 52 : 781-786.
7. Listgarten MA,et al. Progressive replacement of epithelial attachment by a connective tissue junction after experimental periodontal surgery in rats. 1982 ; J Periodontol. 53 : 659-670.
8. 下野正基．新編 治癒の病理臨床の疑問に基礎が答える．東京：医歯薬出版．2011．
9. 谷口威夫．歯周基本治療の重要性を再考する—長い上皮性付着は結合組織性付着に置換する—2012；日歯周誌．54：46-53．
10. Levine HL. Periodontal flap surgery with gingival fiber retention. 1972 ; J. Periodontol. 43(2) : 91-98.
11. Levine HL,Stahl SS. Repair following periodontal flap surgery with the retention of gingival fibers. J Periodontol. 1972 : 43(2) : 99-103.
12. Carnevale G. Fibre retention osseous resective surgery : a novel conservative approach for pocket elimination. 2007 ; J. Clin. Periodontol. 34 : 182-187.
13. Carnevale G,et al. La tecnica della conservazaione delle fibre gengivali. 1985 ; Dent Cadmos. 19 : 15-40.
14. Schmidt JC,et al. Biologic width dimensions-a systematic review. 2013 ; J Clin Periodontol. 40 : 493-504.
15. Cortellini P and Tonetti MS. Clinical performance of a regenerative strategy for intrabony defects : scientific evidence and clinical experience. 2005 ; J. Periodontol. 76(3) : 341-50.
16. Cortellini P et al. Periodontal regeneration versus extraction and prosthetic replacement of teeth severely compromised by attachment loss to the apex : 5-year results of an ongoing randomized clinical trial. 2011 ; J Clin. Periodontol. 38 : 915-924.
17. Cortellini P,et al. Periodontal regeneration of human infrabony defects (Ⅴ). Effect of oral hygiene on long-term stability. 1994 ; J Clin Periodontol. 21 : 606-610.
18. アンドルー・ワイル（著），上野 圭一（翻訳）．角川文庫ソフィア 癒す心，治る力—自発的治癒とはなにか．東京：角川書店．1998．

No.20 歯周組織再生療法

a. 自家骨移植

失われた歯周組織(セメント質,歯根膜および固有歯槽骨)を回復することが歯周治療の最終的なゴールです.しかし,現状は骨内欠損部をある程度回復できるレベルでとどまっています.血液供給が豊富ではなく,感染するリスクが高く,咬合力に晒されている部位の再生療法は条件が厳しいと思います.

フラップ手術以降,歯周外科治療は試行錯誤を繰り返しながら発展してきました(図20-1).エナメルマトリックスタンパク質は20年以上前にGTR法に続いて登場し,臨床上の有効性が報告されています.2017年からはわが国でも日本発で世界初の歯周組織再生療法薬「リグロス®」が保険収載されました.エムドゲインと比較すると,根面処理が必要ないことと,保険診療で歯周組織再生法が受けられるのは朗報です[1].

人工骨には非吸収性と吸収性とがあり,非吸収性人工骨は足場としては問題ないにしても,再感染に対しては弱いでしょうし,バイオフィルム感染の温床になるリスクがあります[2].自家骨のほうが安心で,歯周外科療法では,歯槽骨整形術の際に採取した骨を利用できます.破骨鉗子などで,細かく粉砕すると,垂直的骨欠損部位に填入しやすいでしょう.しかし,母床骨との結合様式は明確ではありませんし,歯根膜とセメント質が再生していることを担保していません.

図20-2は自家骨移植の症例です.患者は38歳の女性.前歯のガイドが不良,矯正は希望しませんでしたので,歯周外科治療と永久固定で対応しました.また患者は喫煙をやめました.現在,定期的なSPTに通っており,コンプライアンスは良いのですが,プラークコントロールはまだ太鼓判を押せる状況ではありません.同じようにプラークコントロール指導しても患者間の技術差はどうしても生じます.

b. 骨外科処置

歯周外科治療として行われた歯肉切除術の問題点から50年代に入ってからは骨外科が行われました[3,4].浅いクレーター状骨欠損の処置法や口蓋側の骨切除後に形態修正(パラタルアプローチ)を行う術式が報告されました[5,6].しかし,この時代の論文には実験の対照群がなく,科学的エビデンスのレベルは高くありません[7].当時は歯周病の病態におけるリスク因子の役割がまったく理解されていなかったので,人為的に骨形態を生理的形態に修正したのでしょう.

西洋と東洋の考え方の違いは庭園を観ればよくわかります.西洋では,ベルサイユ宮殿のようなシンメトリックな庭園が造られ,人為的に自然を征服するという西洋文化が根底にあります.一方,日本を含めた東洋では自然との調和を図る考えが強いと思います.異常な骨形態(結果)に対してではなく,プラークと患者ごとのリスク因子(原因)へアプローチすることが現在の基本概念(東

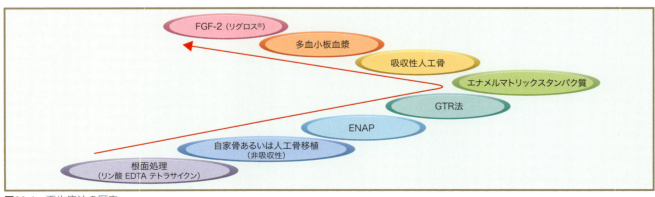

図20-1 再生療法の歴史.

歯周治療実践のための確かな治療法の選択と失敗の原因検証

図20-2a ポステリアガイドによる外傷性咬合を受けている．
図20-2b 下顎左側第一大臼歯近心に垂直的骨吸収を認める（矢印）．

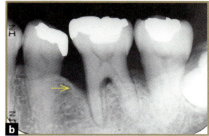

図20-2c, d A－splintを用いて暫間固定を行った．

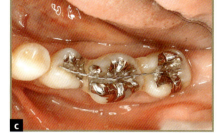 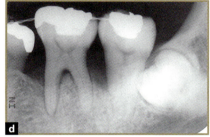

図20-2e 自家骨移植を行った．
図20-2f 遊離歯肉移植術を行った．

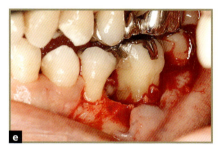 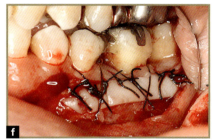

図20-2g, h 術後の状態とデンタルエックス線画像．角化歯肉幅の増大と骨の再生を認める．

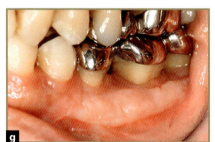 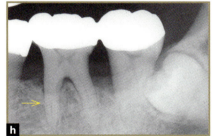

洋的考え方）です．原因に適切に対処していれば，結果の修正に腐心する必要はそれほど強くはありません．

　筆者は骨隆起の切削は多少しますが，人為的に過度な骨外科はしません．歯周外科治療においては，根面の郭清が最重要であり，骨外科は最小限にとどめています（Part 2・No.21・**図21-1a〜f**参照）．

　原因を除去すれば，生体が調和を図ると考えていますが，骨外科の評価に対するエビデンスレベルがまだ高くありません（**表7-1**参照）．一方，生物学的幅径の確保を目的とした歯肉弁根尖側移動術は行っています（Part 2・No.21・**図21-2a〜S**参照）．

参考文献

1. Kitamura M, et al. FGF-2 Stimulates Periodontal Regeneration: Results of a Multi-center Randomized Clinical Trial. 2011；J Dent Res. 90：35-40.
2. Yoshinuma N, et al. Ankylosis of nonresorbable hydroxyapatite graft material as a contributing factor in recurrent periodontitis. 2012；Int J Periodontics Restorative Dent. 32(3)：331-336.
3. Friedman N. Periodontal Osseous Surgery, Osteoplasty and Osteoectomy. 1955；J. Periodontol. 26：257-269.
4. Ochsenbein C. Osseous Resection in Periodontal Surgery. 1958；J. Periodontol. 29：15-26.
5. Ochsenbein C. The Palatal Approach to Osseous Surgery I. Rationale. 1963；J. Periodontol. 34：60-68.
6. Ochsenbein C. The Palatal Approach to Osseous Surgery II. Clinical Application. 1964；J. Periodontol. 35：54-68.
7. Ochsenbein C, Ross S. A reevaluation of osseous surgery. 1969；Dent Clin North Am. 13：87-102.

Part 2

No.21 歯周形成外科

a. 付着歯肉幅の増大

　歯周形成外科療法は歯周組織の解剖学的な問題を改善するために考案された手術方法です．換言すれば，歯周疾患で失われた軟組織を移植や部分層弁による歯肉弁移動術によって回復させる治療法と言えるでしょう．

　遊離歯肉移植術は50年以上前に報告された古典的な術式（**図19-2**参照）です[1]が，現在も有効な術式です．口蓋

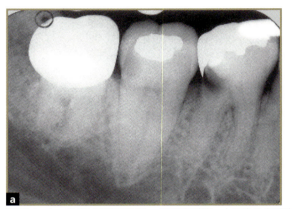
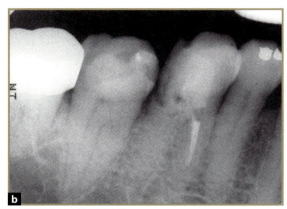

図21-1a, b　患者は72歳の男性．下顎右側第一大臼歯の自発痛を主訴に来院．術前のエックス線画像．

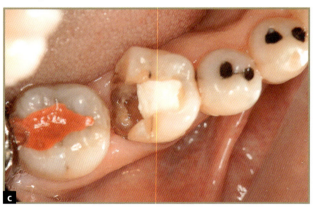
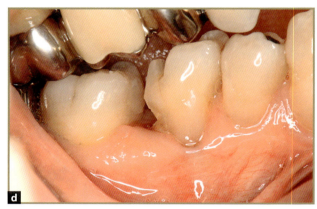

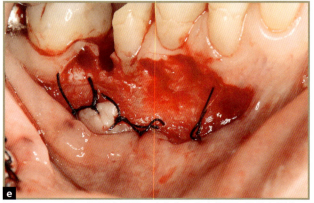
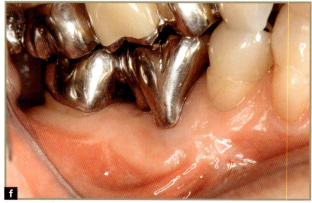

図21-1c〜f　**図c**：下顎右側第一大臼歯の歯肉縁下にう蝕を認める．**図d**：近心根周囲上には付着歯肉がほとんど認められない．**図e**：下顎左側第一大臼歯遠心根のヘミセクションと同時に部分層弁を作成して歯肉弁根尖側移動術を併用した．上皮組織が遊走して角化歯肉が形成されるため，付着歯肉幅の増大ができる．**図f**：術後の状態．

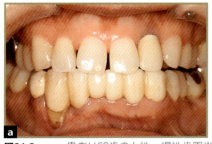 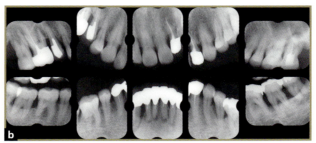 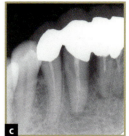

図21-2a～c 患者は53歳の女性．慢性歯周炎である．とくに臼歯部の歯周炎は重度であった．ほかに歯列不正，医原病も多数認められた．
図a：初診時の状態．**図b, c**：術前のデンタルエックス線画像．

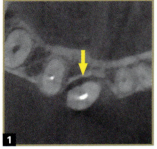 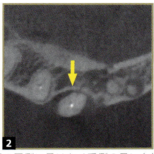 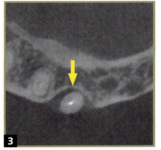 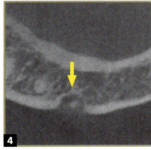

図21-2d①～④ CBCT画像．歯根の唇側に骨はなく舌側の骨に白線を認めた（矢印）．固有歯槽骨－歯根膜が消失し，皮質骨と上皮に置換されたと推測した．

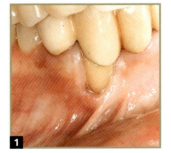 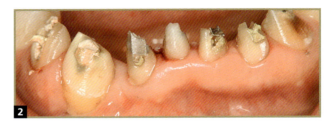

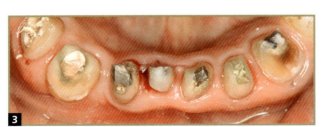 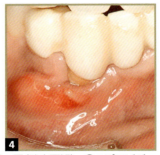

図21-2e①～④ 術前の口腔内の状態．①：頬小帯の高位付着，②：補綴物を除去した際の状態（正面観），③：同（咬合面観），④：プロビジョナル・レストレーションをセット後，下顎右側犬歯が急発した．

から採取した上皮移植片を患部に移植し，角化歯肉と付着歯肉幅と厚みを獲得し，後戻りを防ぐ効果があります．

　遊離歯肉移植術のポイントは歯肉歯槽粘膜境（MGJ：Mucogingival Junction）を意図的に根尖側に移動させたのちに，口蓋から採取した基底細胞層を含んだ1mm程度の厚みの歯肉片を移植し，付着歯肉幅および角化歯肉を増大し，感染を受けにくい，つまり角化歯肉という物理的バリアーがあり，歯周ポケット周囲のプラークコントロールがしやすく血液供給の豊富な歯周軟組織を構築することです（**図20-2**参照）．MGJを根尖側に移動することで付着歯肉を増大することも可能です（**図21-1**）．

　プラークコントロールが良好であれば，付着歯肉がなくても歯周炎は進行しないとする臨床研究では，臨床研究から脱落した被験者で，口腔清掃が悪くなると付着歯肉がない部位で歯肉退縮が進行した半面，遊離歯肉移植術を行った部位では退縮が認められなかったとされてい

Part 2

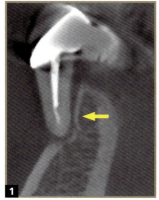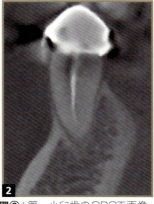

図21-2f①, ② 図①：下顎右側犬歯, 図②：第一小臼歯のCBCT画像. 犬歯の固有歯槽骨は皮質骨になっていることが疑われた（矢印）.

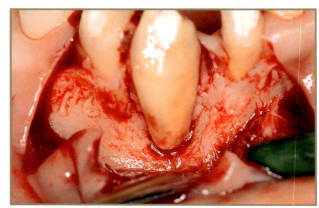

図21-2g 歯肉剥離.

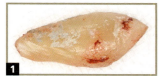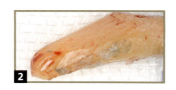

図21-2h①, ② 犬歯を抜歯.

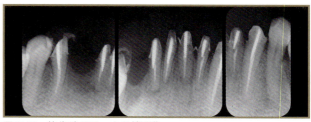

図21-2i 抜歯時のエックス線画像.

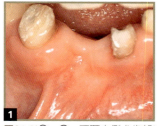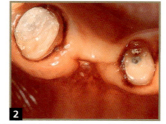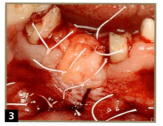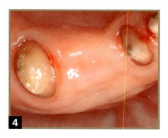

図21-2j①〜④ 下顎右側犬歯部にFCTG（Free Conective Tissue Graft）を行う.

ます[2]．この結果は，選び抜かれたコンプライアンスが良くプラークコントロール良好な患者であれば付着歯肉がなくても大丈夫かもしれませんが，そうでなければ，付着歯肉を獲得しておくほうが歯周炎の進行を防ぐために有効であることを示唆しています．

非可動性軟組織を増大しておくとプラークコントロールが有利であり，さらなる歯肉退縮を抑制してくれると考えられます．経験的に歯周病のハイリスク患者やインプラント周囲には適応していますが，エビデンスレベルは定まっていません．

遊離歯肉移植術を含む歯周形成外科療法においては，部分層弁による歯肉弁根尖側移動術が頻繁に行われますが，根尖側に移動されたMGJの位置の安定性に関する科学的エビデンスは不十分です．

AinamoらはMGJの経年的変化を対照群とともに18年間観察した結果から，歯肉弁根尖側移動術を行ってもMGJの位置は長期的には元に戻ると報告しましたが[3]，術式に疑問が残ります．

Ariaudoら[4]やFriedman[5]によるヒトの臨床研究および動物実験[6]では全部層弁で歯肉弁根尖側移動術を形成しており，部分層弁との比較は見当たりません．筆者のこれまでの臨床経験から述べると，部分層弁を作成して歯肉弁根尖側移動術を行うと，MGJの位置は安定しています（図21-1参照）．

図21-2に慢性歯周炎で，とくに臼歯部の慢性歯周炎が重度であった53歳の女性患者に対する生物学的幅径の確保を目的とした部分層弁による歯肉弁根尖側移動術の症例を示します．

インプラント治療の二次手術でもしばしば，部分層弁の根尖側移動術（MARF：Modified Apically Repositioned

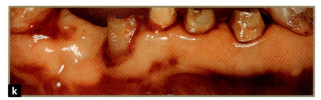
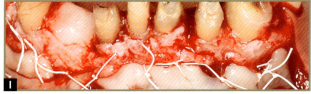

図21-2k, l **図k**：歯冠長が短いため歯冠長延長術を施す．**図l**：生物学的幅径の確保および付着歯肉幅の増大を目的に歯肉弁根尖側移動術と歯槽骨切除術を施す．

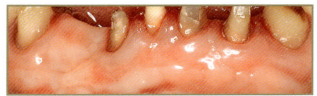

図21-2m 生物学的幅径とFerrule（帯環）効果を確保できた．

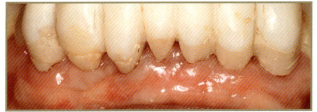
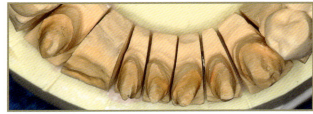

図21-2n 暫間補綴物を装着して経過観察．

図21-2o Study Model.

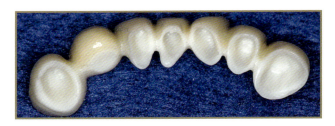

図21-2p 最終補綴物．

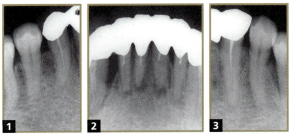
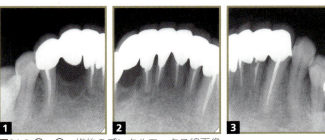

図21-2q①〜③ 術前のデンタルエックス線画像．

図21-2r①〜③ 術後のデンタルエックス線画像．

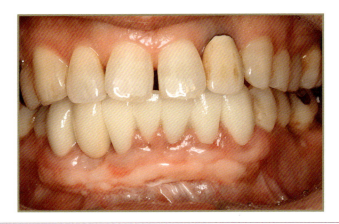

図21-2s 最終補綴物装着後の状態．歯間乳頭部歯肉に炎症を認めたためSPTを継続している．

Part 2

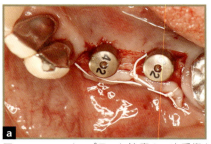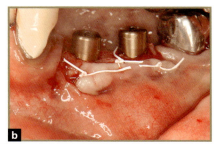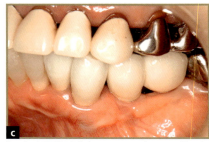

図21-3a〜c　インプラント治療の二次手術を行う際，部分層弁を作成して根尖側に移動させれば，上皮組織が遊走してインプラント体の頬側に角化粘膜が形成される．

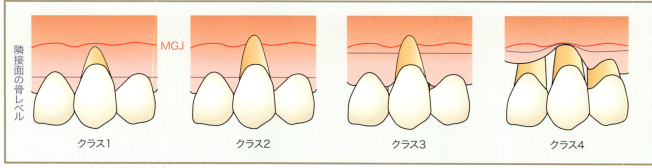

図21-4　Millerの歯肉退縮の分類（参考文献13，14より引用改変）．

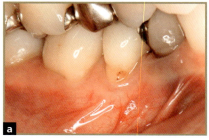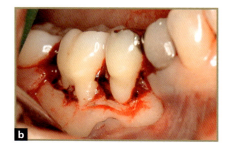
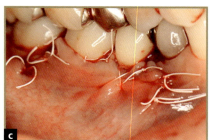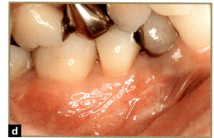

図21-5a〜d　患者は41歳の女性．ブラッシング時の疼痛を主訴に来院．第二小臼歯には小さい二次う蝕を認めたため，FCTGの前に歯質を切削．プラークコントロールは良好で歯周病についてはローリスクであるが，クレンチング癖があった．Langer&Langer法を下顎右側第二小臼歯および第一大臼歯に適応した．

Flap technique)[7]を併用しますが，治癒経過は同様に，上皮細胞が遊走して角化粘膜が形成されています（図21-3）．

　医局員を指導していても，部分層弁を作成できるようになると，歯周外科治療の幅が一気に広がることから，部分層弁の作成ができるようになることが歯周外科治療のレベルアップには不可欠と考えています．

b. プラークコントロールしやすい軟組織のマネージメント

　大学病院と個人開業医とでは事情が少し異なります．個人開業医はより問題の出にくい歯周組織を人為的に構築するのでしょうが，大学では，プラークコントロール不良な患者には歯周外科をしないという風潮が強いように思います．

図21-6a, b 25歳の女性のMillerの歯肉退縮の分類クラス1からクラス2の中間的な症例．矯正治療後に下顎前歯部の歯肉退縮を生じた．術前の状態．

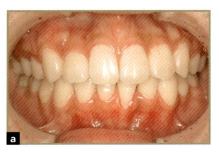
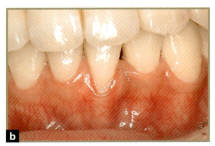

図21-6c, d 矯正治療中のCBCT画像とデンタルエックス線画像．下顎左側中切歯遠心に軽度の骨吸収を認めた．

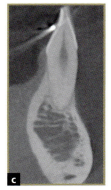
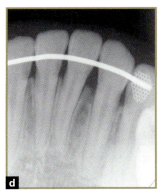

図21-6e, f Pauch法を適応した．

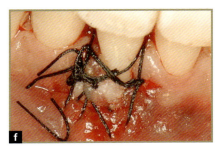

図21-6g, h 術後4年経過．軟組織の厚みが増大されている．

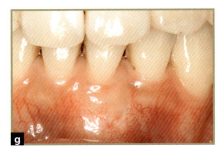
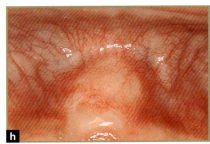

　以前は，プラークコントロールレコードが20％を切るまではブラッシング指導しかしないという強権的な風潮もありました．「磨け，磨け」と患者に要求あるいは強要しているように映ったかもしれません．それで，歯周治療は「祈りの医療」だと言う先生もいました．

　インプラント治療における角化粘膜の重要性については結論が出ていませんが，最近の論文では角化粘膜があることでプラークコントロールしやすく，感染を受けにくいインプラント周囲組織を構築することが可能と考えています[8～11]．

c．根面被覆

　根面被覆は，冷水痛，ブラッシング時の痛みあるいは審美性の回復を目的とした治療法です．技術的な難易度が高く，デリケートな手技が求められます．

　根面被覆の術式には，「遊離歯肉移植術」「歯肉弁側方移動術」「遊離結合組織移植術」「GTR法」あるいは「エナメルマトリックスタンパク質の応用」と「遊離結合組織移植術」のコンビネーション治療があります．

　現在，結合組織移植が最も高頻度に実施されており，

Part 2

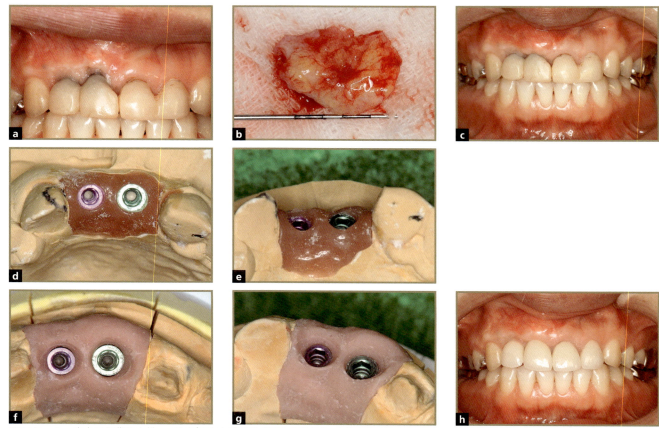

図21-7a〜h 患者は40代の女性．インプラントを埋入後にプロビジョナル・レストレーションを装着した際に上顎右側中切歯の軟組織が退縮したためFCTGを適応した．FCTGはインプラント治療のリカバリーやTissue Augmentation（組織の増大）にも利用可能である．

術式に関しての優れた著書が出版されています[12]．

歯間部の骨吸収がなく歯間乳頭部からの血液供給を期待できるMillerの歯肉退縮の分類クラス1，2が手術の適応症になり（**図21-4**），Millerの歯肉退縮の分類クラス3では部分的な被覆が可能で，分類の4は手術適応になりません[13, 14]．

分類の数字が上がると組織破壊の程度が上がり，治療は難しくなります．根面からの血液供給がまったく期待できないため，根面被覆の可否は歯間部の歯周組織の状態に依存しています．

欧米では歯肉弁歯冠側移動術が適応されていますが，付着歯肉がなくなるため，日本人の薄い歯肉タイプ[15]には歯肉弁歯冠側移動術単独よりも口蓋から採取した結合組織を移植するLanger & Langer法[16]か，Pauch法[17]を基本にしたほうが良いでしょう（**図21-5, 6**）．FCTGはインプラント治療のリカバリーやTissue Augmentationにも利用可能です（**図21-7**）．

図21-8に示した症例の患者は27歳の女性で，下顎左側犬歯と第一・二小臼歯および第一大臼歯へのブラッシング時の疼痛を主訴に来院しました．クレンチング癖がありましたが，プラークコントロールは比較的良好で，歯周病についてはローリスクです．Tunnel法[18]を適応しています．

参考文献

1. Bjorn H. Free transplantation of gingiva propria. 1963 ; Sven Tandlak Tidskr. 22 ; 684 - 689.
2. Kennedy JE. A longitudinal evaluation of varying widths of attached gingiva. 1985 ; J Clin Periodontol. 12 ; 667 - 75.
3. Ainamo A, et al Location of the mucogingival junction 18 years after apically repositioned flap surgery. 1992 ; J Clin Periodontol. 19(1) ; 49 - 52.
4. Ariaudo AA, Tyrrell HA. Repositioning and Increasing the zone of attached gingiva. 1957 ; J. periodont. 28 : 106 - 110.
5. Friedman N. Mucogingival surgery. The apically repositioned flap. 1962 ; J Periodontol. 33 ; 328 - 340.
6. Wilderman MN, Wentz FM. Histogenesis of repair after mucogingival surgery. 1960 ; J Periodontol. 31 ; 283 - 299.

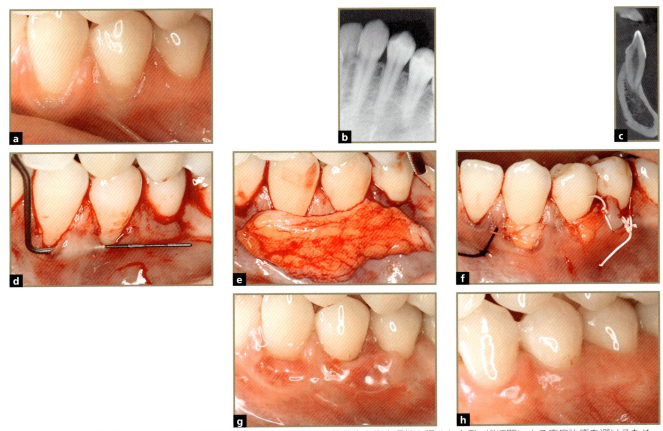

図21-8a〜h 患者は27歳の女性．Millerの歯肉退縮の分類クラス１．複数歯に歯肉退縮を認めた症例．縦切開による瘢痕治癒を避けるため，Tunnel法[18]を適応した．**図c**：下顎左側犬歯のCBCT画像（矢状断面）．**図d**：受給側のトンネル形成．

7. Carnio J, et al. Use of the Modified Apically Repositioned Flap Technique to Create Attached Gingiva in Areas of No Keratinized Tissue: A Clinical and Histologic Evaluation. 2017; Int J Periodontics Restorative Dent. 37(3); 363-369.
8. Wennström JL, et al. The influence of the masticatory mucosa on the peri-implant soft tissue condition. 1994; Clin Oral Implants Res. 5; 1-8.
9. Souza AB, et al. The influence of peri-implant keratinized mucosa on brushing discomfort and peri-implant tissue health. 2016; Clin Oral Implants Res. 27; 650-655.
10. Suárez-López Del Amo F, et al. Influence of soft tissue thickness on peri-implant marginal bone loss; a systematic review and meta-analysis. 2016; J Periodontol. 87; 690-699.
11. 高橋慶壮．歯肉と骨の状況に応じた二次手術のバリエーションと注意点．In 田中 收, 嶋田 淳, 白川正順（編集）．インプラント デンティストリー エンサイクロペディア．2014；東京；クインテッセンス出版．74-77
12. Otto Zuhr（著），Marc Hurzeler（著），申　基喆（翻訳）．拡大写真で見るペリオとインプラントのための審美形成外科．東京；クインテッセンス出版．2014.
13. Miller PD Jr, et al. A classification of marginal tissue recession. 1985; Int. J. Periodontics Restorative Dent. 5(2); 8-13.
14. 申　基喆．第28章　歯周形成手術．In 吉江弘正, 伊藤公一, 村上伸也, 申　基喆（編）．臨床歯周病学　第2版．2013；東京；医歯薬出版．282.
15. Maynard, et al. Physiologic dimensions of the periodontium significant to the restorative dentist. 1979; J. Periodontol. 50; 170-174.
16. Langer, B, et al. Subepithelial connective tissue graft technique for root coverage. 1985; J. Periodontol. 56; 715-720.
17. Raetzke, Covering localized areas of root exposure employing the "envelope" technique. 1985; J. Periodontol. 56; 397-402
18. Allen AL, et al. Use of the supraperiosteal envelope in soft tissue grafting for root coverage. I. Rationale and technique. 1994; Int. J. Periodontics Restorative Dent. 14; 216-227.

No.22 口腔インプラント治療

a. インプラント治療の有効性

米国歯周病学会会員の7割以上が学会名(The American Academy of Periodontology)に「Dental Implantology」を追加することに賛同していることからも，歯周病患者における口腔インプラント治療は不可欠の治療オプションと言えるでしょう[1]．

口腔インプラント治療は歯周補綴に頻用され，包括的歯周治療において必須のオプションになっています(**図4-4**参照)．一方，歯周治療が適切に行われておらず「インプラント周囲炎」に罹患した患者が増加しており今後の推移が危惧されます[2]．コンプライアンスの高い患者に適切な歯周治療を行ったのちにインプラント治療を適用して初めて良好な予後が得られます．治療技術は進歩したとは言え，歯周炎の特徴からすれば，治療の成功と長期的な予後の確保のためには患者教育による患者自身の生活習慣の改善が不可欠なのです．

b. 天然歯保存と咬合様式を考慮したインプラント治療

図22-1に示した患者は再来初診時45歳の女性．上顎右側臼歯部歯肉の痛みを主訴に1999年に来院しました(**図22-1a, b**)．この時点で全顎的に重度歯周炎に罹患していました．

過去の治療歴を調べてみると，1989年11月(当時35歳)

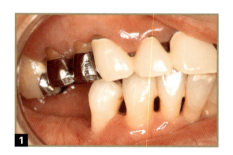
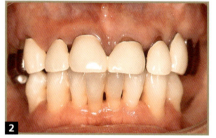
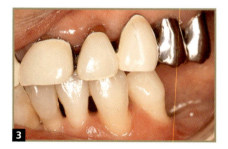
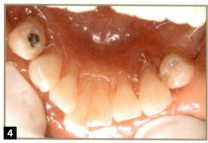

図22-1a①～④　1999年10月の筆者の治療開始時(再来院時)の口腔内の状態．

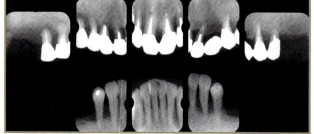

図22-1b　同デンタルエックス線画像．

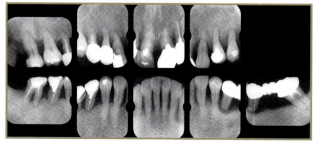

図22-1c　10年前のデンタルエックス線画像．

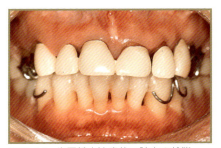

図22-1d 歯周基本治療後口腔内の状態.

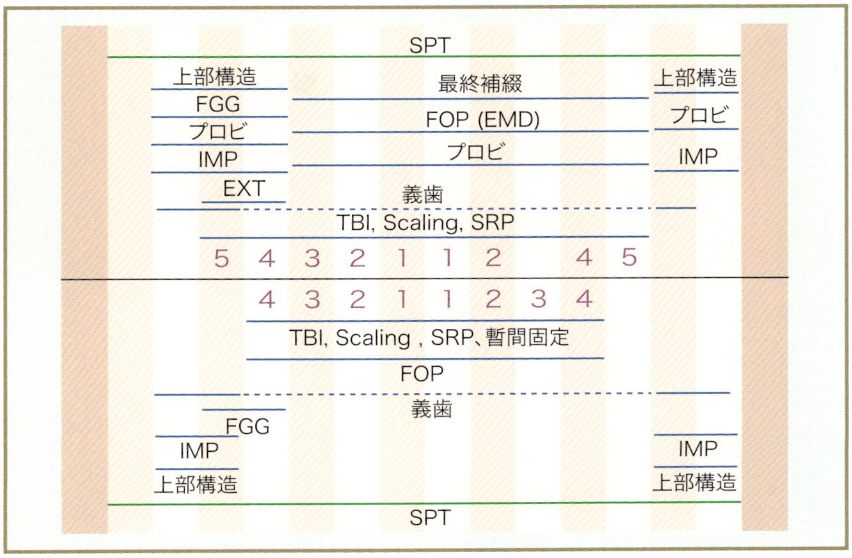

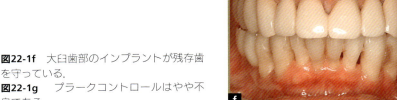

図22-1e 筆者が行った治療概要.

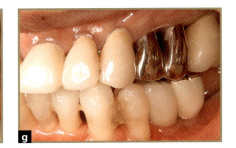

図22-1f 大臼歯部のインプラントが残存歯を守っている.

図22-1g プラークコントロールはやや不良である.

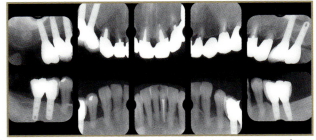

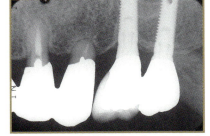

図22-1h 治療開始8年後のデンタルエックス線画像.この時点でも大臼歯部のインプラントが残存歯を守っている.

図22-1i 上顎左側第二小臼歯の歯冠―歯根比は4:1であった.

にすでに全顎的に歯周炎が重度に進行しており(**図22-1c**),1989〜1999年の10年間継続的に治療を受けていましたが,この間,歯周組織の破壊は徐々に進行していたことがわかりました.

再来初診時より筆者が担当することとなり,歯周炎のハイリスク患者と判断し,歯周基本治療として患者教育,患歯の暫間固定,上顎右側小臼歯の抜歯およびパーシャルデンチャーを装着させました(**図22-1d**).その後,全顎的な歯周組織再生療法およびインプラント治療を行いましたが(**図22-1e**),患者自身のプラークコントロールはやや不良でした(**図22-1f, g**).

図22-1h, iは治療開始8年後のデンタルエックス線画像です.歯周組織も安定し,骨頂の白線も明瞭に観察できます.上顎左側第二小臼歯は歯周外科時に動揺度は2度以上でしたので抜歯も考えましたが(**図22-1j, k**),保存を選択しその後17年間機能させています(**図22-1l**).

図22-1mに患者35歳(1989年)から62歳(2016年)までの上顎左側第二小臼歯の経過を示します.

結論として,インプラントによる咬合支持により,歯周組織の破壊が重度な患歯を守ることができています.この症例で提示したように,歯周治療における口腔インプラント治療は歯周病に罹患した残存歯の保存および咬

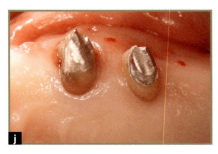
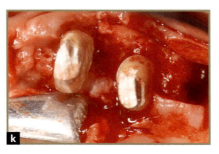

図22-1j, k　上顎左側第二小臼歯のデブライドメント時の動揺度は2度以上であった．

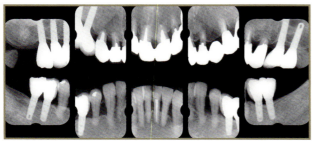

図22-1l　2016年のデンタルエックス線写真（治療開始より17年後）．

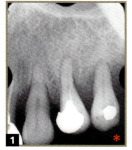
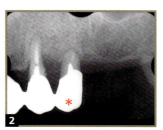
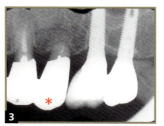
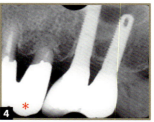

図22-1m①〜④　1989年から2016年までの上顎左側第二小臼歯（＊印）の経過．①：1989年，②：1999年，③：2010年，④：2016年．患歯はHopelessに近い状態で歯冠―歯根比も4：1のままであるが，インプラント治療のお陰で長期予後を確保できている．

合機能の維持に貢献することに意義があるのです．

また図22-2に示した患者は60歳の女性．初診時のデンタルエックス線画像から保存治療が不適切で安易な置換医療が行われていました（図22-2a）．さらに患者は1度もプラークコントロール指導を受けていませんでした（図22-2b）．抜歯後に義歯を用いて咬合機能の維持を図りつつ（図22-2c），インプラントを上下顎に16本埋入しました．

図22-2dはプロビジョナル・レストレーションを装着直後の口腔内の状態です．上顎左側犬歯は一度保存を試みましたが，その後歯根破折したため抜歯しました．インプラントの上部構造物作製に際してはフェイスボウ・トランスファーして咬合診査を行っています（図22-2e）．

図22-2fは上顎の上部構造物装着後の口腔内の状態です．同時期に下顎に即時重合にレジンを盛り，数か月間経過を観察したのちに下顎に上部構造物を装着しました．

図22-2g, hは上下顎に最終上部構造物を装着した際のパノラマエックス線画像と口腔内の状態です．

インプラント治療における咬合様式についてもエビデンスは乏しく，この症例のように筆者は経験的にプロビジョナル・レストレーションを行って経過観察と調整を行って顎位を決定しています．

c. 感染を考慮した口腔インプラント治療

一方，口腔の感染防御能が低いと考えられる患者に対しては，図22-3に示した症例のようにインプラントの埋入本数を減らし，感染を考慮したインプラントとコーヌス義歯を併用した歯周治療を行っています．

患者は54歳の男性．定期的に別の歯科医院に通院していましたが，全顎的な歯の動揺が大きくなり悪化したため，治療に疑問を感じ，精査加療（セカンドオピニオン）を求めて来院しました（図22-3a〜c）．既往歴は高血圧症，高脂血症で降圧剤を服用中（140/90mmHg）でした．また

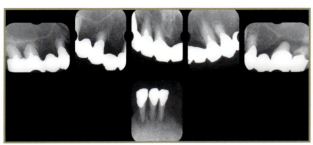

図22-2a 患者は60歳の女性．初診時のデンタルエックス線画像．保存治療（歯内，歯周治療）が不適切で置換医療が行われている．患者は1度もプラークコントロール指導を受けていなかった．

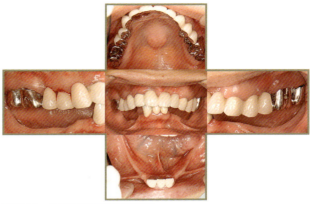

図22-2b 初診時の口腔内の状態．

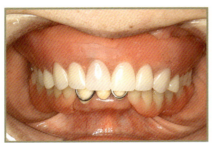

図22-2c 抜歯後に義歯で咬合機能を維持しつつ，インプラント16本を埋入．

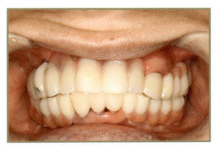

図22-2d プロビジョナル・レストレーションを装着後の口腔内の状態．上顎左側犬歯はしばらく保存したが，歯根破折したため，その後抜歯した．

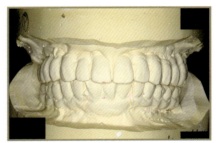

図22-2e フェイスボウ・トランスファーして咬合診査を行った．

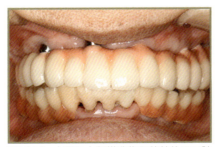

図22-2f 上顎に上部構造物を装着後の口腔内の状態．下顎にレジンを盛り，数か月間経過観察を行った．

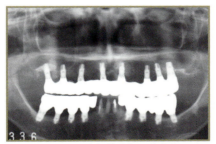

図22-2g 下顎に上部構造物を装着後のパノラマエックス線画像．

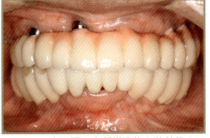

図22-2h 上下顎に上部構造物を装着後の口腔内の状態．プラークコントロールは容易ではない．

10代のころに交通事故で上顎前歯を抜歯しています．

口腔内の状態はプラークコントロールが不良であり，歯肉の炎症が顕著，Hopeless Teethも多数あり，リハビリテーションが必要であると判断し，歯周基本治療後に歯周外科治療を行い，その後Hopeless Teethは抜歯し，残存歯は患者の希望により可及的な保存を目指しました（図22-3d～h）．

そこで上顎に関しては残存歯をリジットサポートできるコーヌス・テレスコープ義歯と上顎左側第一大臼歯相当部にインプラント埋入し，左側の沈下を防止してバーティカルストップを確保することにしましたが（図22-3i～p），将来的にはインプラントオーバーデンチャーへの移行も視野に入れた治療方針も提案しました．

下顎は欠損部にインプラント治療を，残存歯は歯周補綴を計画しました．残存歯の歯周組織再生療法とプロビジョナル・レストレーションにより，固定効果を期待して咬合の安定化を図りました．図22-3qに本症例の治療概要を示します．

Part 2

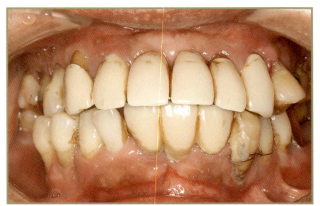

図22-3a インプラントとコーヌス・テレスコープ義歯を用いて行った歯周治療．初診時の口腔内の状態．プラークコントロールが不良で，歯肉の炎症が顕著．

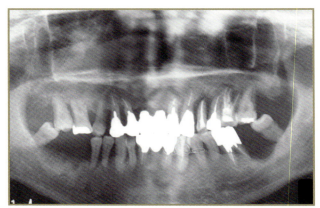

図22-3b 初診時のパノラマエックス画像．Hopeless Teethが多数あり，リハビリテーションの困難さが予想された．

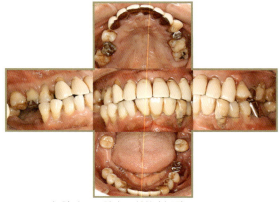

図22-3c 初診時の口腔内の状態（全顎）．

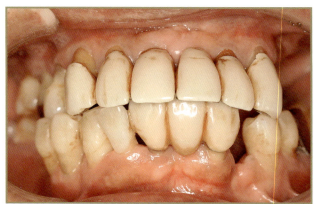

図22-3d 歯周基本治療後の口腔内の状態．

上記のようにインプラントが有効な治療であることは確かですが，上皮に穴を開けて感染する部位を形成していることは否定できません．本症例ではインプラントをコーヌス義歯の遊離端部の咬合支持に利用（金属床義歯の遊離端部の沈み込み防止）することで，なるべく埋入本数を減らして感染リスクを減らす工夫をし，また同時に埋入インプラントの本数が少ないため，比較的安価に補綴装置が作製可能となりました．

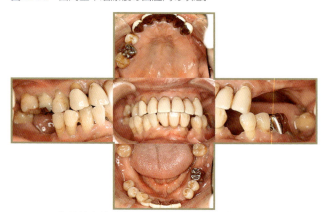

図22-3e 歯周基本治療後の口腔内の状態（全顎）．

d. 歯を失った理由を考える習慣を持つ

歯周病で歯を喪失した患者は歯周炎が進行する原因とリスクを保有しています．歯周疾患のリスク因子はインプラント周囲炎にとっても同様です．インプラント治療の良好な予後を得るためには，「どうしてこの患者は歯を失ったのか」と原因を考え，リスクヘッジすることが不可欠です．

通常であれば，歯を抜歯することは稀にしか起きないはずです．患者は「正しくない状態」が持続した結果として歯を失っているので，その経緯を聞いて疾患のナラティブを患者に説明し，「患者自身の気づき」に基づくリスクの軽減ができない限り，天然歯を失った患者に人工物のインプラント治療を行っても，いずれはインプラント周囲炎か，Disintegrationを生じてインプラントを撤去することになります．

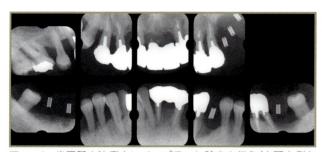

図22-3f 歯周基本治療中にインプラント診査を行う（上顎左側臼歯部のサイナスリフトは希望しなかった）．

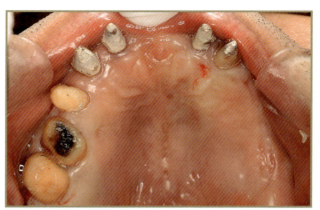

図22-3g 上顎右側側切歯から第二大臼歯までと左側犬歯の歯周外科治療前の口腔内の状態．

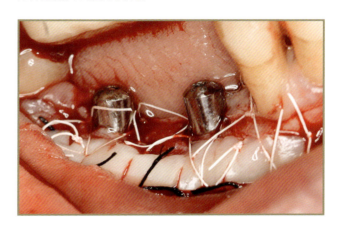

図22-3h 下顎右側臼歯部へのインプラント治療．二次手術時に遊離歯肉移植術を併用した．

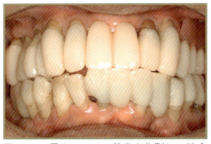

図22-3i 仮のコーヌス義歯を作製し，咬合のリハビリテーションを数か月間行った．

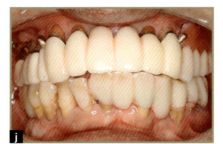

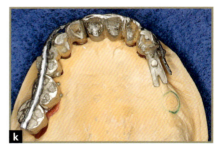

図22-3j, k 図j：歯列は上顎歯列から決定した．図k：コーヌス外冠の試適と固定を行うための模型．

　天然歯を喪失した状況が改善されなければ，人工物のインプラントが長期にわたり健康な状態で機能することは困難です．クレンチングして歯が破折した患者では，ブラキシズムを緩和しなければ，インプラントの上部構造物が壊れるかDisintegrationを起こすでしょう．

　インプラント治療は決して万能ではありません．とくに歯周炎患者に対するインプラント治療においては，患者ごとのリスク評価，診断および術者の適切な治療技術，定期的なSPTおよび咬合管理が行われて初めて良好な成績を残せるのです．

e. インプラント周囲炎

　トロント会議以降，日本ではインプラントの生存率の報告は多いものの，成功率の論文はわずかです．基準にもよりますが，成功率は生存率に比較して低く，インプラント周囲粘膜炎かインプラント周囲炎に罹患しています．もっとも，インプラント治療の成功や失敗の定義がいまだに科学的根拠をともなっておらず，流動的であることも事実です．もともとインプラント治療は確固たる科学的な基礎研究から確立された治療法ではなく，骨と

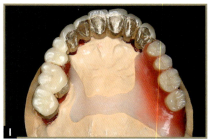
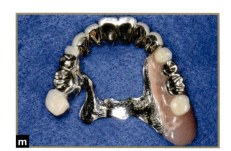

図22-3l, m　最終補綴物を作製.
図22-3n　支台歯の状態.

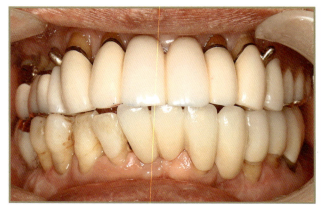
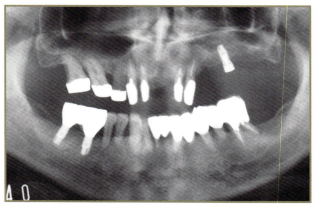

図22-3o　歯周補綴治療終了時の口腔内の状態.

図22-3p　歯周補綴治療終了時のパノラマエックス線画像．上顎はインプラントとコーヌス・テレスコープ義歯，下顎はインプラントとブリッジ補綴を行った．

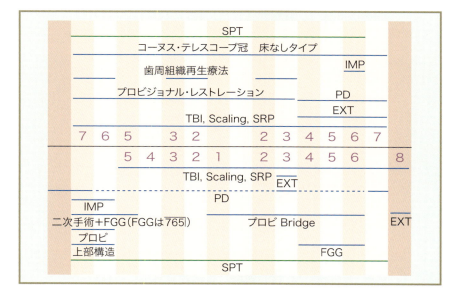

図22-3q　本症例の治療概要.

　チタンが結合するという偶然の発見（セレンディピティ）に始まり，試行錯誤を繰り返し実用性の高い治療法として普及してきたものです．
　その普及にともない，骨結合を短縮化させるために表面性状を粗造にし，審美性を重視するためにフィクスチャーとアバットメント境界面を軟組織下に設定変更した頃からインプラント周囲炎が問題になってきました．

　インプラント周囲炎は咬合機能開始後3年以内に発症する傾向があります[3]．また歯周炎と同様に，Non-Linearに進行し，亜群に分類できるとする報告があり[4,5]，今後の研究が必要な領域です．歯周病のリスクが高い歯周炎のDown Hill（予後悪化）群およびExtremely Down Hill（予後の極端な悪化）群患者では将来的にインプラント周囲炎に罹患しやすいと思われます．

歯周治療実践のための確かな治療法の選択と失敗の原因検証

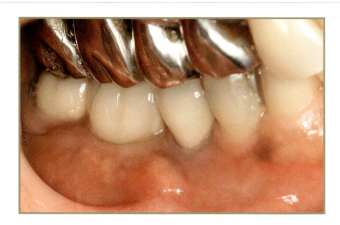

図22-4a　患者はインプラント治療後に周囲炎に罹患した50歳の女性．下顎右側第一大臼歯部の軟組織に腫張を認める．

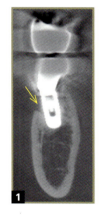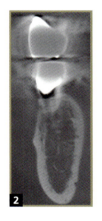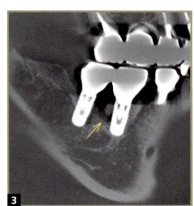

図22-4b①〜③　CBCT画像．ソケットプリザベーションを行った人工骨が母床骨から剥離している（矢印）．

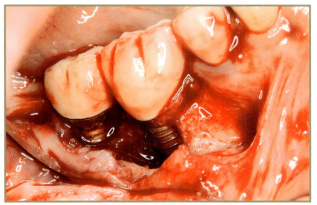

図22-4c　インプラント埋入部を切開．

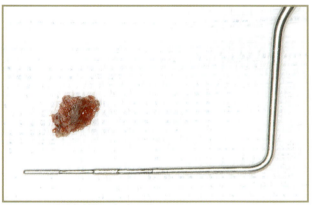

図22-4d　脱離（剥離）した人工骨．

　インプラント周囲炎に関してはまだ統一見解はなく，短期的には発生しないため臨床成績の結果は良いのでしょうが，まだ科学のループを回し始めた段階です（**図1-3**，**図2-2参照**）．

　また，現在インプラントの咬合論には確固たるエビデンスはなく，予後良好な症例でも，臨床的に患者が何ら問題を感じておらず，咬合機能を発揮できている状態（結果として生体の許容範囲，あるいは正常範囲に収まっている）であるのかもしれません．スピーの彎曲，フェイスボウ・トランスファーを用いた咬合診査，骨感覚受容（Osseoperception），食いしばり（噛みすぎる）の習癖を科学のループに取りこむ必要があるでしょう．

f. インプラント周囲炎の治療

　インプラント周囲炎に対する非外科的治療および外科的治療の臨床効果が検討されていますが，コンセンサスは得られていません．筆者は非外科的治療では予測性は

Part 2

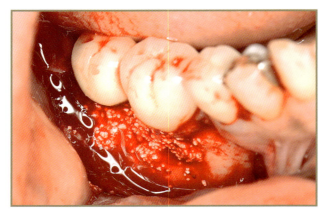

図22-4e 再度人工骨を添加.

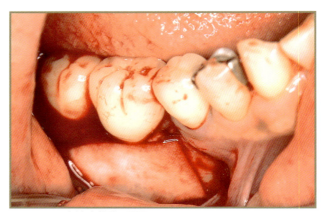

図22-4f 吸収性遮蔽膜の設置.

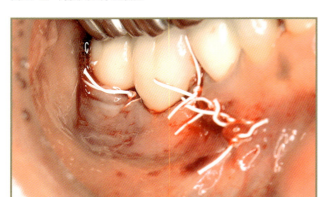

図22-4g 懸垂縫合.

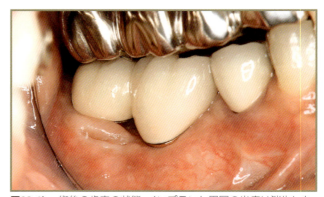

図22-4h 術後の歯肉の状態. インプラント周囲の炎症は消失した.

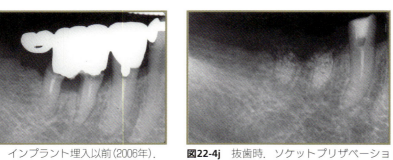

図22-4i インプラント埋入以前(2006年).

図22-4j 抜歯時. ソケットプリザベーションを併用した(2008年).

図22-4k SPT時(2013年).

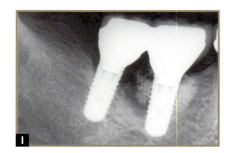

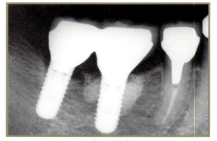

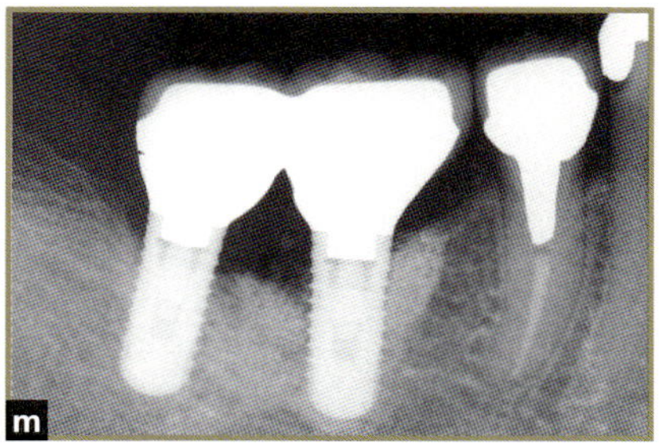

図22-4l インプラント周囲炎罹患時(2013年).
図22-4m インプラント周囲炎治療後(2014年).

高くなく長期的な予後は得られないと考えています. 外科的治療法に関してもまだエビデンスが集積されている段階です.

　図22-4に下顎右側第一・二大臼歯に埋入したインプラント周囲炎治療の症例を示します. 患者は50歳の女性. う蝕により下顎右側第一大臼歯を抜歯後, 非吸収性人工骨材料を使用したソケットプリザベーションののちに陽極酸化処理したフィクスチャーを有するインプラントを

埋入していました．

プラークコントロールはおおむね良好でしたが，インプラント周囲炎発症時には歯肉の厚みは薄く，角化粘膜が欠如していたため遊離歯肉移植術を勧めましたが，拒否された症例です．

なおインプラント体の除染方法については，非接触で殺菌および蒸散が可能なレーザー治療の効果に期待しています．レーザーを用いたインプラント周囲炎の治療としては，Er：YAG LaserのMicroexplosionを用いた蒸散剥離法とCO_2レーザーの殺菌作用が報告されています[6,7]．

g. 戦略的抜歯の是非

米国を中心に「戦略的抜歯」という「歯周病罹患歯の早期抜歯パラダイム」が発表され，歯周疾患の難症例を「Hopeless Teeth」と診断し，抜歯後にインプラントに置換する医療が推進されました．しかし，インプラント周囲炎を含めたインプラント治療の問題が指摘されるにつれて天然歯保存の意義が見直され，「天然歯の可及的な保存」と言った歯科医療の原点回帰がみられます．米国でも「歯周病罹患歯の早期抜歯パラダイム」を選択することは，歯周病専門医としての専門性を失うことに繋がると懸念されています[8]．

歯周病専門医によるHopeless Teethの治療予後は9割程度です[9]．予後を予測することができないからと言って，抜歯してインプラント治療を選択するのは，自らの専門性を否定してしまうか，存在意義を下げてしまう危険があります．

現実的には，「抜歯の基準」が科学的に説明できないのが大きな問題です．術者の治療技術と患者の価値観によって相対的に変わり得るからです．歯科医療は治療概念こそ「科学」に基盤をおいていますが，実際の歯科臨床は「科学」ではなく「術」であることに変わりはありません．技術の習得に走る歯科医師が多いのはしかたないことかもしれませんが，「術」を科学する努力が必要です．

参考文献

1. 高橋慶壮．歯周炎患者におけるインプラント周囲炎の診断および治療法．2016；日歯周誌．58(4)：236-253．
2. Derks J, et al：Effectiveness of implant therapy analyzed in a Swedish population：prevalence of peri-implantitis. 2016；J Dent Res. 95：43-49.
3. Derks J, et al：Peri-implantitis-onset and pattern of progression. 2016；J Clin Periodontol, 43：383-388.
4. Papantonopoulos G, et al. Peri-implantitis：a complex condition with non-linear characteristics. 2015；J Clin Periodontol. 42：789-798.
5. Papantonopoulos G, et al. Prediction of individual implant bone levels and the existence of implant "phenotypes". 2016；Jun 1. Clin Oral Implants Res. doi：10. 1111/clr. 12887.
6. Tosun E, et al. Comparative evaluation of antimicrobial effects of Er：YAG, diode, and CO? lasers on titanium discs：an experimental study. 2012；J Oral Maxillofac Surg. 70(5)：1064-1069.
7. Yamamoto A, et al. Treatment of peri-implantitis around TiUnite-surface implants using Er：YAG laser microexplosions. 2013；Int J Periodontics Restorative Dent. 33(1)：21-30.
8. Giannobile WV, Lang NP. Are dental implants a panacea or should we better strive to save teeth?. 2016；J Dent Res. 95.
9. Cortellini. Periodontal regeneration versus extraction and prosthetic replacement of teeth severely compromised by attachment loss to the apex：5-year results of an ongoing randomized clinical trial. 2011；J Clin. Periodontol. 38：915-924.

Part 2

No.23 包括的歯周治療

a．治療オプションがあれば，治療の幅が広がる

「歯周補綴」という造語は1974年にPennsylvania大学歯学部のMorton Amsterdam教授によって発表された論文のタイトルで使用されています[1]．中等度から重度歯周炎患者に対する咬合機能回復治療として世界中に大きな影響を与えた治療方法です．

驚くことに，1974年の論文にすでに25年経過症例を出しており，彼の経歴からすると1945年にPennsylvania大学を卒業して兵役後の1949年には歯周補綴治療を開始していたことになります．

口腔インプラント治療の普及にともないNevinsが「歯周補綴の再考」と題した臨床論文で，歯周補綴治療に口腔インプラント治療を導入することのメリットを紹介し，現在の包括的歯周治療の先駆け的治療を提示しています[2]．

現在では以下に示すように歯周補綴治療に口腔インプラント治療や矯正治療，金属床義歯装着を含めた包括的歯周治療が実践されています．

b．義歯を用いて歯周補綴治療を行った症例

図23-1の患者は73歳の女性．上顎には総義歯が装着されており，下顎前歯の暫間固定が一部外れていました．

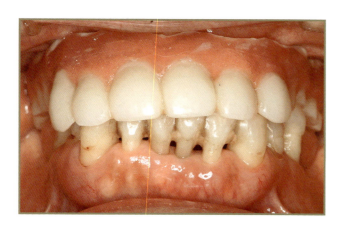

図23-1a　初診時の口腔内の状態．

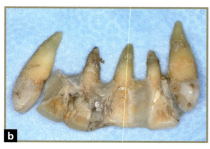
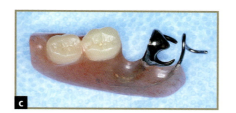
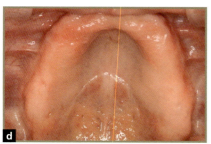
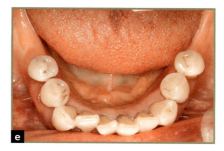

図23-1b〜e　図b：自然脱落した上顎前歯．図c：使用している右側下顎のパーシャルデンチャー．図d：上顎の咬合面観．図e：下顎の咬合面観．

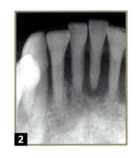
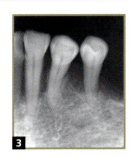

図23-1f①～③ 初診時のデンタルエックス線画像．下顎左側中切歯には歯髄症状があった．

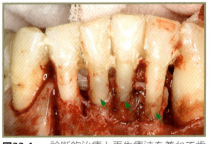

図23-1g 診断的治療と再生療法を兼ねて歯肉弁を翻展．複数歯にセメント質剥離を認める（矢印）．

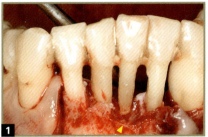
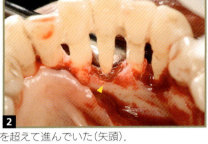

図23-1h①，② 下顎左側中切歯は骨吸収が根尖を超えて進んでいた（矢頭）．

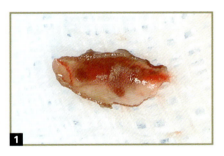

図23-1i①，② 下顎左側中切歯にセメント質剥離を認めた．

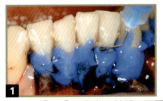
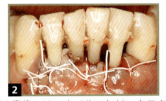
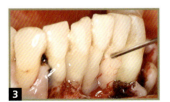
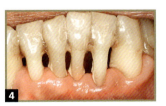

図23-1j①～④ 患者の希望で下顎の患歯にはエナメルマトリックスタンパク質を塗布した．

動揺度は2度から3度でした．**図23-1a**に初診時の口腔内の状態を示します．

図23-1bは自然脱落した上顎前歯です．患者は定期的に近医へ通院していましたが，上顎前歯6本が自然脱落したため，近医の治療に不信感を持ち歯周病専門医の治療を希望して来院しました．問診からFormer Smokerでした（**図23-1c～e**は患者が使用しているパーシャルデンチャーと上下顎の状態）．

図23-1fは初診時のデンタルエックス線画像です．残存歯の歯槽骨吸収が顕著であるため重度の慢性歯周炎と診断しました．下顎左側中切歯はHopeless Toothと診断しましたが，痛みや歯肉の腫脹はなく，患者は可及的に保存的治療を強く希望したため，早期の抜歯は避け全歯を暫間固定後にSRPを行いました．

診断的治療と再生療法を兼ねて歯肉弁を翻展し（**図23-1g**），根面のデブライドメントを行いました（**図23-1h**）．下顎左側中切歯は骨吸収が根尖を超えており，セメント質剥離も認めました（**図23-1i**）．また下顎左側中切歯は歯髄電気診の結果から生活歯とわかっていたため，セメント質剥離は歯周炎由来の病変と診断し，歯周組織が再

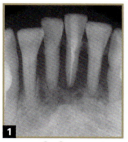
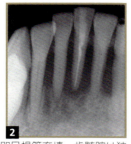

図23-1k①,② 下顎左側中切歯を抜髄即日根管充填，歯髄腔は狭窄していた．

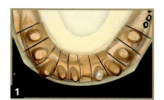
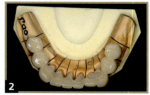

図23-1l①,② 上顎は金属床総義歯，下顎はジルコニアベースのポーセレンクロスアーチブリッジを装着．

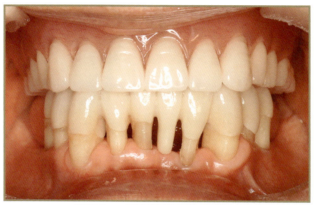

図23-1m 最終補綴終了後の状態．

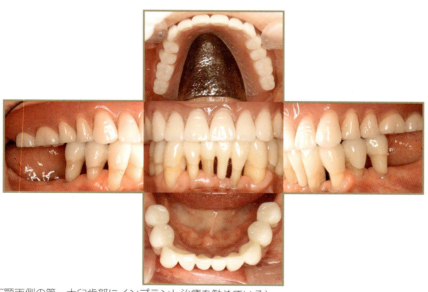

図23-1n 術後の状態（下顎両側の第一大臼歯部にインプラント治療を勧めている）．

生する可能性はきわめて低いことを患者に説明しましたが，患者があくまで保存を望んだので下顎の患歯にはエナメルマトリックスタンパク質を塗布しました（**図23-3j**）．

上記の歯周外科治療後に患歯に根管治療を行いましたが（**図23-1k**），治癒の機転を取らないと判断して患者の同意を得て3か月後に抜歯しました．現在の治療法では，歯根膜をすべて喪失して骨吸収が根尖を超えて進行した患歯の歯周組織を再生することは不可能です．患者はインプラント治療を拒否したため，上顎は金属床総義歯で，下顎には9本支台のジルコニアベースのポーセレンクロスアーチブリッジを装着しました（**図23-1l, m**）．

下顎歯は生活歯であるためマイクロスコープ下でマージンをCEJに設定しました．**図23-1n**に術後の状態を示します．歯周ポケット深さは8mmから2mm，動揺度

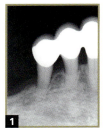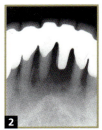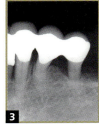

図23-1o①～③ 咬合機能回復治療後約3年経過したSPT時のデンタルエックス線画像.

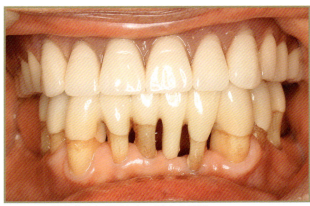

図23-1p 術後約3年経過した口腔内の状態.

は2度から0度に改善しました.

図23-1oは咬合機能回復治療後約3年経過した時点のデンタルエックス線画像です.**図23-1f**の初診時の状態と比べ歯根膜腔の正常化,骨頂の白線および歯槽硬線の明瞭化が観察できます.

図23-1pは術後約3年経過した口腔内の状態です.若干の歯肉縁上歯石と根面にプラークの付着を認めますが,歯肉に炎症症状は認めません.歯周ポケット深さは2mm以下です.

この患者には歯周ポケットの切除療法でなく,歯周組織再生療法を適応しリスク因子(咬合性外傷と不良なプラークコントロール)の軽減を図り,2か月ごとのSPTを継続しています.患者の年齢(現在75歳)と付着歯肉を喪失した小臼歯部のプラークコントロールが良好で歯肉に炎症を認めないことから,遊離歯肉移植術を適応していません.根面の露出した部位のプラークコントロールがやや不十分ですが,患者のコンプライアンスは良好で,定期的にフッ素塗布と含嗽剤の使用を推奨しています.

結果的に下顎左側中切歯以外の患歯を保存でき,口腔機能が回復できたこともあり,患者の治療に対する満足度および術者への信頼度は高まり,こちらが提案した電動歯ブラシを購入してプラークコントロールを継続しています.

現在の治療体系では,咬合機能の診断を咬合平面やスピーの彎曲の修正といった末端の咬合部位で判断しています.車の走行に例えると,タイヤ表面の調整に意識が集中し,エンジン部分である咀嚼筋や顎関節の診査・診断および治療が十分になされていません.咬合機能が回復されていることが最重要ですが,歯周病,咬合,咀嚼筋の状態を把握する科学的な診査方法が乏しいため,治療後の患者の満足度が大きな指標になっています.古い家をリフォームしてもらい施主が匠に涙して感謝するストーリーの世界に似ています.

咬合を科学として扱うには,咬合機能を数値化して客観的に議論することが必要ですが,エビデンスレベルは低く現実にはまったくそうなっていません.もっとも患者の満足度が歯科医師の仕事にとって非常に重要であることも事実です.

日常の臨床において,治療のゴールが科学的に評価可能な数値よりも患者の満足度,納得度,歯科医師側の治療技術あるいは保険システムで決まっています.歯科医療の特殊性と言えますが,医科領域でも同様に,美容整形や火傷の治療など,必ずしも数値で表せない治療があります.

c. 咬合再構築のためのオプション

図23-2の患者は55歳の女性で,咀嚼障害を主訴に来院しました(**図23-2a, b**).問診から,約20年前に両側上顎大臼歯を近医で説明もなく抜歯された後,前医に不信感を持ち以後放置していたとのことです.最近,上顎前歯の動揺を覚えるようになり,治療を希望して来院しました.患者には現在でも歯科医療にやや不信感を持っていました.

上顎臼歯部は挺出が顕著で(**図23-2c～f**),矯正用アンカーを使用した圧下は困難と判断し,臼歯部の咬合回復を口腔インプラント治療で行いました(**図23-2g～j**).

この患者は歯周病のリスクはそれほど高くなく,

Part 2

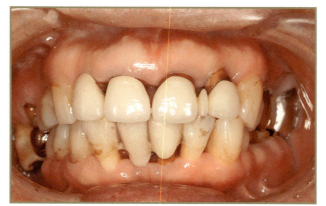
図23-2a 患者は55歳の女性．咀嚼障害を主訴に来院．

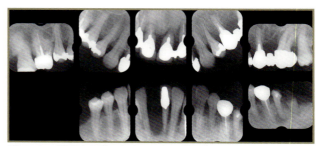
図23-2b 初診時のデンタルエックス線画像．

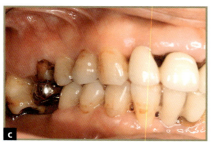
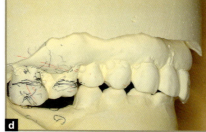
図23-2c, d 右側側方面観とそのStudy Model．上顎大臼歯が下顎歯肉まで接触している．

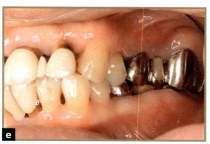
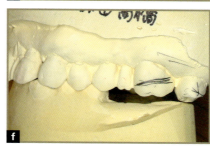
図23-2e, f 左側側方面観とそのStudy Model．右側と同様の挺出が認められる．

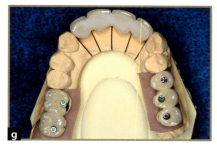
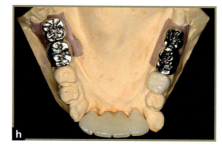
図23-2g 上顎の最終補綴物．前歯にはポーセレンの連結冠，臼歯にはインプラント治療を行った．
図23-2h 下顎の最終補綴物．上顎と同様に前歯にはポーセレンの連結冠，臼歯にはインプラント治療を行った．

Hopeless Teethの診断が簡単でしたので，治療計画も比較的シンプルにすみました．図23-2kに治療概要を示します．

臼歯部の咬合挙上は天然歯であれば，咬耗の結果の咬合高径の低下であるため，通常は行いませんが，補綴物が入っている場合には積極的に咬合再構築を図ります．

すなわち歯を抜歯後に長期間放置している，歯の挺出が顕著で咬合平面が逆スピーになっているケースでは，矯正用アンカーで圧下を図る，便宜抜髄をして歯冠を削合する，抜歯してインプラントに置換する，ウィリス法，下顎安静位，タッピング法を用いて，さらにカンペル平面を参考に咬合高径および咬合平面を決定します．

その際にはプロビジョナル・レストレーションを装着して日常生活を送ってもらい患者の経過を観察して治療のゴールを決定します．

この過程はリハビリテーションなので，義足や義手と同様に使う側によってパフォーマンスは異なります．

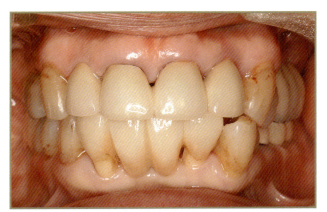

図23-2i SPT時の口腔内の状態.

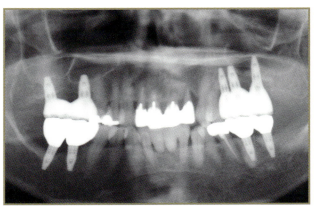

図23-2j SPT時のパノラマエックス線画像.

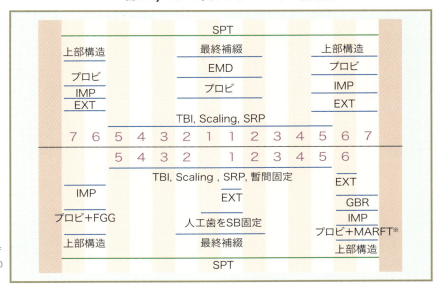

図23-2k 本症例の治療概要.（※MARFT＝Modified Apically Repositioned Flap Techniqe）

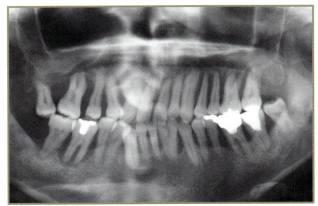

図23-3a 患者は47歳の男性. 広汎型重度慢性歯周炎に罹患. 上図は前医の初診時のパノラマエックス線画像.

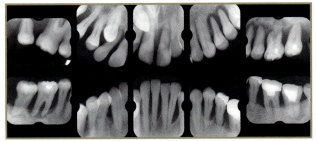

図23-3b 前医初診時のデンタルエックス線画像.

d. 矯正治療後に歯周補綴治療を行った症例

図23-3の患者は47歳の男性. 歯科既往歴から侵襲性歯周炎と考えられた症例で，歯周組織の破壊程度は全顎的に重度でした（図23-3a, b）. リスク因子は低いDental IQ，上顎の劣成長と先天欠損歯による歯列不正および歯

周治療の専門医がいない医療環境が考えられました.

前医は治療オプションが少なく，保険診療の範囲内で治療を行っていましたが，引き継ぎ後に患者と話し合い，咬合機能，審美性および清掃性を考慮して最良の結果を得ることを目的として治療方針を大きく変更し，矯正治療，口腔インプラント治療および歯周補綴治療を組み合

Part 2

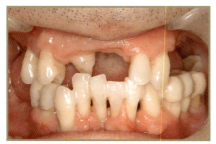

図23-3c 引き継ぎ時の口腔内の状態.

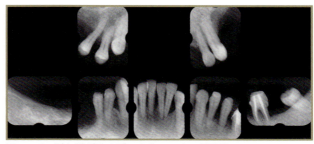

図23-3d 引き継ぎ時のデンタルエックス線画像.

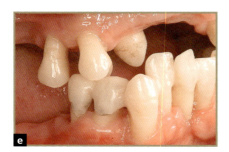

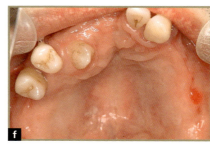

図23-3e, f 上顎の欠損歯が多く，咬合支持域が右側第一小臼歯部のみ(Eichnerの分類のB-3)であった.

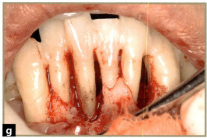

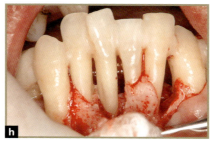

図23-3g, h 下顎前歯部のデブライドメント.

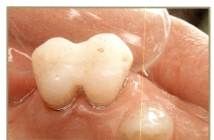

図23-3i 上顎右側第二小臼歯を近心移動させ，第一小臼歯と連結固定した.

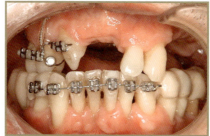

図23-3j 犬歯の唇側移動のため奥羽大学歯学部附属病院矯正歯科に依頼して矯正用アンカーを併用し犬歯の唇側移動を図った.

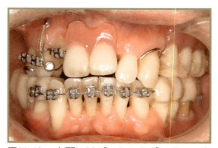

図23-3k 上顎にはパーシャルデンチャーを装着して咬合確保しながら，欠損部にインプラント埋入下顎前歯部は矯正を行った.

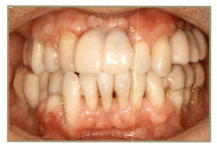

図23-3l 義歯からインプラント支持のプロビジョナル・レストレーションに置き換えた際の口腔内の状態.

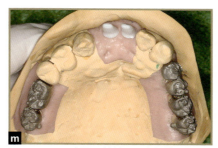

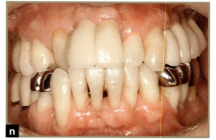

図23-3m, n 上顎に装着する上部構造物と装着した口腔内の状態.

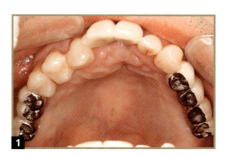
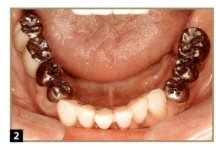

図23-3o①, ② 歯周外科治療終了時およびインプラント治療で臼歯部咬合を回復した際の口腔内の状態（上下顎咬合面観）．

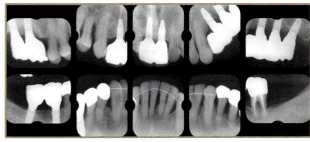

図23-3p インプラント治療で臼歯部咬合を回復した際のデンタルエックス線画像．

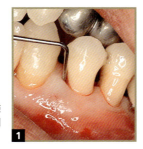
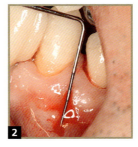
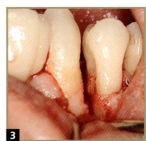

図23-3q①〜③ SPTへ移行する際の歯周検査で上顎右側第一小臼歯近心に10mmの歯周ポケットを認めた．

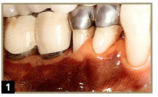
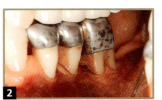

図23-3r①, ② 下顎両側臼歯部の付着歯肉は1mm以下であった．ヨードで染色した状態．

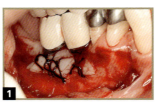
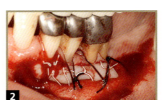

図23-3s①, ② Fiber Retention Therapyを模倣した低侵襲性のフラップ手術と同時に下顎両側臼歯部に遊離歯肉移植術を行った．

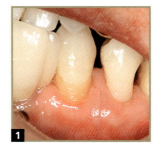
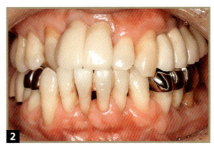

図23-3t①, ② ①：術後の状態．②：治療開始11年後の状態．まったく問題は起きていない．

わせた包括的歯周治療を実施しました．

図23-3c, dは引き継ぎ時の口腔内の状態とデンタルエックス線画像です．この時点で**図23-3e, f**に示すように上顎の欠損歯が多く，咬合支持域が上顎右側第一小臼歯部のみ（Eichnerの分類のB-3）でした．

さらに下顎に比較して上顎歯列弓の発達が不良で，上

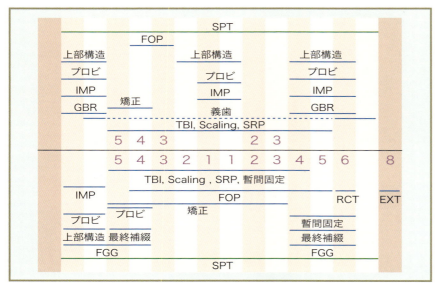

図23-3u 本症例の治療概要.

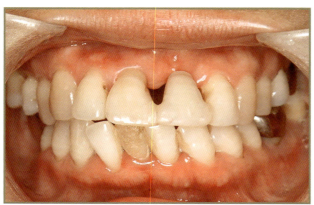

図23-4a 初診時の口腔内の状態.

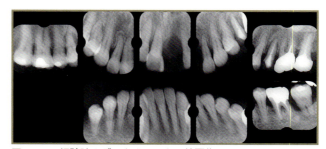

図23-4b 初診時のデンタルエックス線画像.

顎右側犬歯が口蓋に変位しており，犬歯が機能せず臼歯部に咬合性外傷が加わった蓋然性が高いと推論しました．一方，上顎左側側切歯および犬歯の歯周炎はほとんど進行していませんでした．

下顎前歯部の歯肉弁を剥離して，デブライドメントを行い（図23-3g, h），つぎに図23-3iに示すように上顎右側第二小臼歯を近心移動させ，第一小臼歯と連結固定後に矯正用アンカーを併用して（図23-3j, k），犬歯の唇側移動を奥羽大学歯学部附属病院矯正歯科に依頼して試み，また上顎臼歯部にはGBR法を行い，プロビジョナル・レストレーションを装着しました（図23-3l）．

図23-3m, nに上顎インプラントの上部構造物とその装着状態，また**図23-3o**に歯周外科治療終了時およびインプラント治療で臼歯部咬合を回復した際の口腔内の状態，**図23-3p**には同時期のデンタルエックス線画像を示します．東日本大震災後に患者の職場が関東に移動したため，月1回か2回の治療となりました．

SPTへ移行する際の歯周検査で上顎右側第一小臼歯近心に10mmの歯周ポケットを認め（図23-3q），歯周組織破壊の進行が発覚したため，Fiber Retention Therapyを模倣した低侵襲性のフラップ手術を行い，また同時に下顎両側臼歯部に遊離歯肉移植術を行いました（**図23-3r〜t**）．

この患者の場合，術後のコンプライアンスが非常に良く，プラークコントロールもおおむね良好ですが，上顎右側犬歯の矯正後も犬歯誘導は回復できておらず，小臼歯部でガイドしているため臼歯部へ咬合性外傷が加わるリスクは残存しています．現在はバイトプレートを使用させ，2か月ごとのSPTを継続していますが，歯間乳頭部歯肉に炎症を認めることがあります．**図23-3u**にこの患者に行った治療概要を示します．

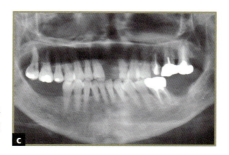
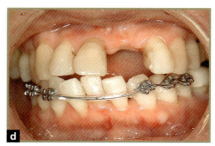

図23-4c 下顎左側第二大臼歯を抜歯後のパノラマエックス線画像.
図23-4d 奥羽大学歯学部附属病院矯正歯科に依頼して下顎の矯正を開始した際の口腔内の状態.

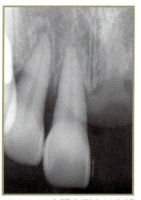
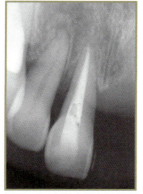
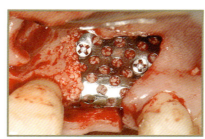
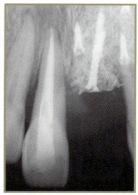

図23-4e 上顎右側中切歯部のデンタルエックス線画像.
図23-4f 上顎右側中切歯部の感染根管治療即日根管充填を行った際の画像.
図23-4g 上顎左側中切歯には人工骨，チタンメッシュとスクリューを使用した垂直および水平的なGBR法を適応し，インプラント埋入を行った.
図23-4h 上顎左側中切歯部に垂直GBR法を行った際のデンタルエックス線画像.

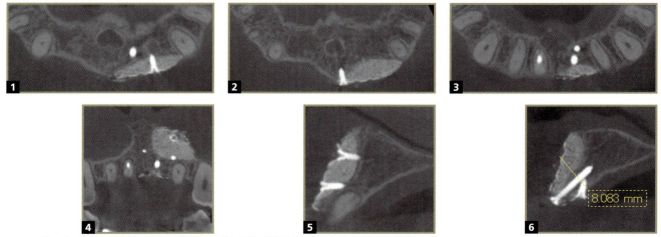

図23-4i①〜⑥ 上顎左側中切歯部に垂直および水平的GBR法を行った後のCBCT画像.

e. インプラントを用いて歯周補綴治療を行った症例

図23-4の患者は53歳の女性．上顎右側第一小臼歯および下顎左側第二大臼歯部の歯肉の腫脹および咬合時痛を主訴に来院しました．リスク因子は患者の低いDental IQ，下顎前歯部の3 incisorsによる歯列不正，歯周治療の専門医がいない医療環境と考えられました．

図23-4a, bに初診時の口腔内の状態とデンタルエックス線画像を示します．これらの状態から歯周炎のリスク度の高い広汎型重度慢性歯周炎と診断しました．そこで患者と相談し，審美性の回復，咬合機能の回復による感染を受けにくい歯周組織の構築と同時にメインテナンスを行いやすい口腔環境の構築を治療のゴールとしました．

Hopeless Toothである下顎左側第二大臼歯を抜歯

Part 2

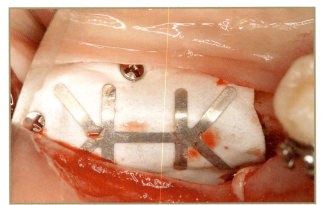

図23-4j 下顎右側臼歯部にはインプラント埋入と同時にGBR膜を使用した垂直GBR法を適応した.

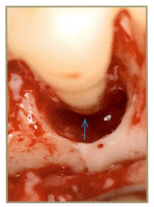

図23-4k 口蓋に根尖に達する骨吸収を認めた.

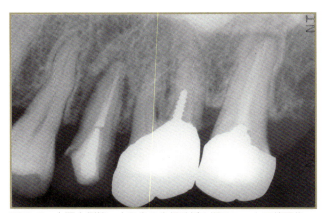

図23-4l 上顎左側第二小臼歯の歯根破折を疑うエックス線画像.

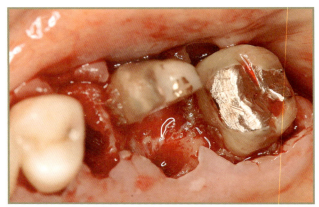

図23-4m 上顎左側第二小臼歯の歯根全周に歯根膜腔の拡大.歯周ポケットが広汎に認められたのでHopeless Toothと診断して抜歯.

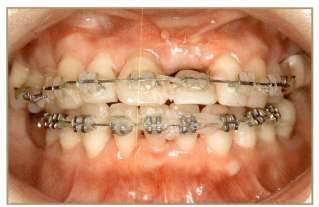

図23-4n プロビジョナル・レストレーションを装着後,奥羽大学歯学部附属病院矯正歯科に依頼して矯正治療を行った.

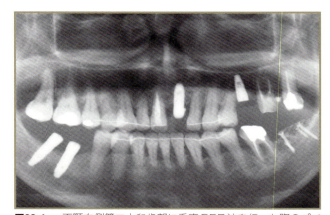

図23-4o 下顎左側第二大臼歯部に垂直GBR法を行った際のパノラマエックス線画像.

後にパノラマエックス線画像を撮影しました(**図23-4c**).下顎前歯の3 incisorsによる歯列不正の改善を矯正治療で行うことに決めました(**図23-4d**).この際に下顎左側第二大臼歯部にインプラント治療を行うには骨増大術が必要なことが予測されました.

上顎右側中切歯が失活していたため,感染根管治療即日根管充填を行い(**図23-4e, f**),上顎左側中切歯には人工骨,チタンメッシュとスクリューを使用した垂直および水平的なGBR法を適応後に,インプラントを埋入し,下顎右側第一・第二大臼歯部にはインプラント埋入と同時にGBR膜を使用した垂直GBR法を適応しました(**図23-4g~j**).上顎右側第一小臼歯には根面のデブライド

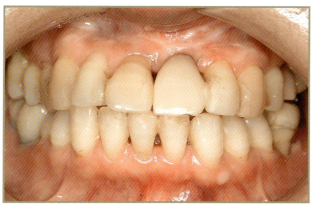
図23-4p　矯正治療およびインプラント治療により咬合を確立した際の口腔内の状態.

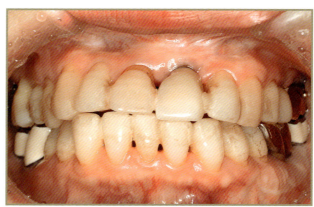
図23-4q　SPT時の口腔内の状態.

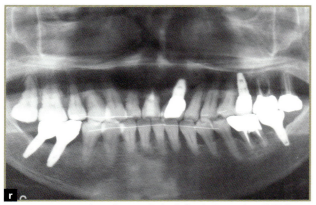
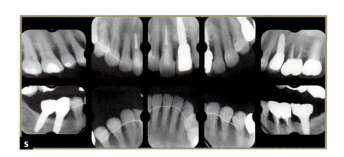
図23-4r, s　SPT時のパノラマおよびデンタルエックス線画像.

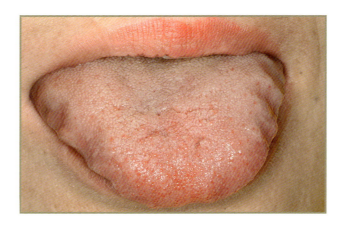
図23-4t　舌機能訓練を繰り返しているが，悪習癖が改善せず，歯圧痕を認める.

メントを行いましたが，口蓋に達する骨吸収を認めました（**図23-4k**・その後骨再生を認める）．

　上顎左側第二小臼歯の歯根全周には歯根膜腔の均等な拡大像と広汎な歯周ポケットを認め，Hopeless Toothと診断しました（**図23-4l**）．そこで上顎左側第二小臼歯および第一大臼歯の診断的治療を行い第二小臼歯および第一大臼歯の口蓋根を抜歯しました（**図23-4m**）．

　上記のインプラント治療と並行してプロビジョナル・レストレーションを装着後，矯正治療を行い（**図23-4n**），下顎左側第一大臼歯はルートセパレーション後に補綴治療を，加えて下顎左側第一小臼歯から第二大臼歯部にかけては遊離歯肉移植術を行いました．下顎左側第二大臼歯部には垂直GBR法後（**図23-4o**）にインプラントを埋入しました．矯正治療およびインプラント治療後に咬合高径を決め，数か月経過観察後に上部構造物を作製しました．

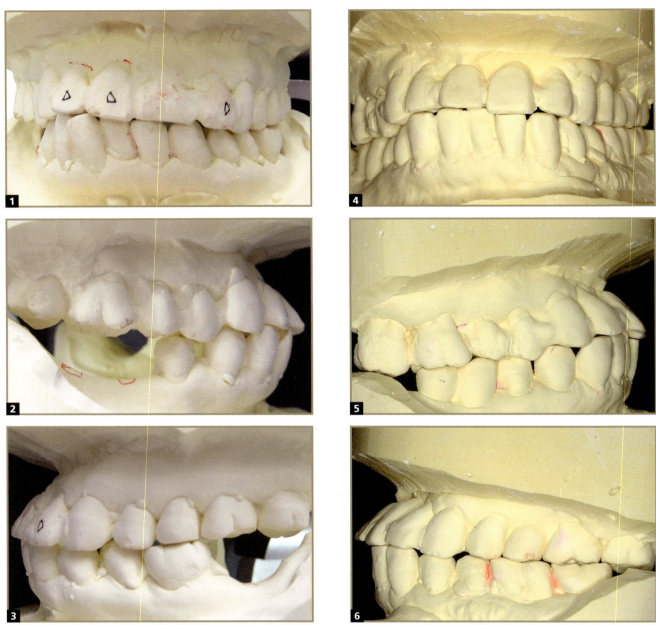

図23-4u Study Model. 左段の**図①~③**は初診時. 右段の**図④~⑥**はSPT時.

　図23-4pは矯正治療および歯周外科治療が終了し，インプラント治療で臼歯部咬合を回復した際の口腔内の状態です．咬合回復が達成された段階で，咬合高径を決めました．**図23-4q~s**はSPT時の口腔内の状態とエックス線画像です．

　この患者にはつねに歯圧痕を認め(**図17-2参照**)，舌機能訓練を繰り返していますが，この悪習癖は治療開始後9年経っても改善していません(**図23-4t**)．またリスク因子のひとつであった医療環境に関しては，仕事の環境が変化したため，治療途中に2年間通院が途絶えてしま

い状態の悪化を危惧していましたが，幸い下顎左側第一大臼歯のプロビジョナル・レストレーションが破損した以外は大きな問題は生じていませんでした．

　さらに患者には**図23-4u**に示したように歯列不正もあり，下顎が右側に変位していましたが，矯正用アンカーを使用した大臼歯部の移動ができていないため，上顎前歯の傾斜が強くアンテリアガイダンスが不十分であり，第一大臼歯の位置が理想的なポジションに配置されていません．この治療概要を**図23-4v**に示します．長期の治療期間がかかった症例でした．

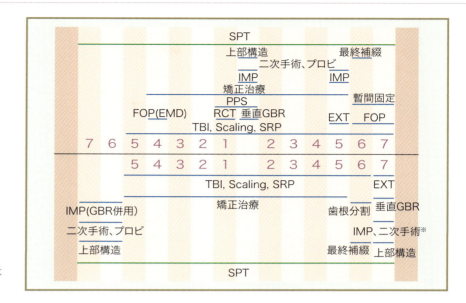

図23-4v 本症例の治療概要(※:┌567┐はFGG併用).

f. 術式だけでは治療の予測性は計れない

　治療の予測性が大切という概念は良いのですが，何年保存できれば良いのか，確固たるエビデンスはありません．講演会などでは20年あるいは30年経過症例を拝見しますが，まったくの無傷ではありません．何度か修正を繰り返しています．このことからも卓越した治療技術のみで長期的な予後を得られるわけではないことがわかります．

　協力度の高い患者と医療者側の支援があって初めて長期的な予後の確保が可能になります．歯科医師の「術」の領域だけでなく患者の「心」の領域も関与しつつ，かつ科学的に表現することが困難な領域が予測性の確保には含まれているのです．

参考文献

1. Amsterdam M. Periodontal prosthesis. Twenty-five years in retrospect. 1974；Alpha Omegan. 67(3)：8-52.
2. Nevins M. Periodontal prosthesis reconsidered. 1993；Int J Prosthodont. 6(2)：209-217.

No.24 ハイリスク部位，ハイリスク患者への対処法

a．歯周病撲滅に向けて！

初診時にリスク評価によってハイリスク部位やハイリスク患者を特定できれば，患者教育および治療方針を決定する際の指標に利用できます[1]．日本では，欧米に比較して歯周病専門医による指導体制が整っているとは言い難く，歯周治療の経験が少ない歯科医師は歯周病専門医と連携を図ると良いでしょう．

日本歯周病学会は2017年12月に開催された日本歯周病学会60周年記念京都大会で，「京都宣言─歯周病撲滅に向けて─」を表明しました．そのなかに，歯周病認定医専門医の資質向上と地域偏在の解消に努めることが公約されています．

b．患者レベル

歯周病のハイリスク患者に関連する因子として，全身疾患（糖尿病，肥満，精神疾患，遺伝病），高齢者，喫煙習慣，ブラキシズム，コンプライアンス（指導に対する従順度）の低さ，性格，社会的状況，不良なプラークコントロール，不定期なSPT，IL-1遺伝子多型，年齢および性別が挙げられます[2,3]．特殊な例としては，**図24-1**の侵襲性歯周炎患者や**図24-2**の全身的な易罹患性宿主が挙げられるでしょう．

図24-2の患者は50代の男性．口腔清掃はきわめて悪く，30年以上の喫煙経験がありました．このような健康文化度の低い患者は全身疾患だけでなく，口腔疾患に罹患しています．

患者教育に行うにあたっては，患者自身の「やる気スイッチ」を探して押すことが有効ですが，スイッチが見当たらないこともあります．結局，コンプライアンスの程度が治療の予後に影響してくるのです．患者ごとの健康文化度や日々の口腔管理の実践度によってもリスク管理が違ってくると思います．

c．歯周治療に反応しない患者群

Part 2・No.11でも述べましたが，米国歯周病学会は「歯周治療を行っても疾患の進行が止まらない歯周炎」をかつて「難治性歯周炎」と分類しました．一方，欧州歯周病学会は，難治性歯周炎の主な原因を「喫煙」「異常咬合」「術者の不適切なルートプレーニング」であるとして，「難治性歯周炎」という臨床的な分類には賛同しませんでした．現在，米国歯周病学会の分類では「難治性歯周炎」という項目は削除されています．

歯科や医科における疾患の定義は「実在論」でなく「唯名論」的に行われ，原因が明らかではない疾患を症候群的に分類し，診断と治療のエビデンスが試行錯誤を繰り返しつつ積み上げられてきており，定義や分類はある時点における支配的な概念や仮説にすぎません．

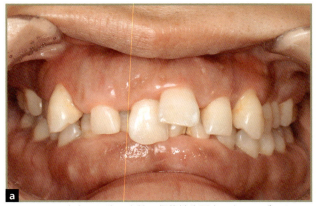
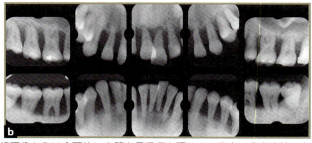

図24-1a, b 患者は31歳の女性．侵襲性歯周炎である．デンタルエックス線画像からは全顎的に広範な骨吸収を認める．歯肉は非炎症性であるが，低いDental IQとブラキシズムがリスク因子となっていた．

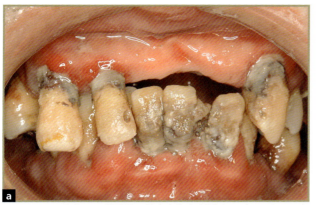
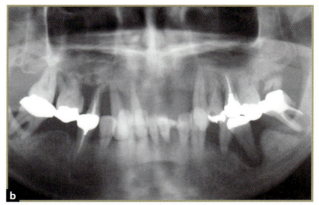

図24-2a, b 患者は50代男性．健康文化度が低く，プラークコントロールが不良，糖尿病患者でもある．きわめて不良な口腔内の状態とパノラマエックス線画像．

1980年代には「個体医療」「リスク評価」および「リスク管理」の概念がありませんでした．当時「難治性歯周炎」と診断された患者には，「歯周病のハイリスク患者」が含まれていた可能性が高いと思います．

歯周治療に反応しない患者の特徴（精神的因子）がインタビューや性格心理テストによって研究されています[4～6]．歯周治療に反応する患者と反応しない患者に分類した場合，反応しない患者では，「ストレス因子」「患者の性格（コンプライアンス，歯科医院へ定期的に通院する習慣，痛みの閾値，全身の状態）」「ストレスのために中年以降に喫煙を始めた人」「教育レベルの高い人」「歯科治療に不快や痛みを感じている患者」などといった，生活習慣，患者の性格やストレスに晒されている社会環境が関与していることを報告し，「ストレス―行動―免疫モデル」を提唱しています．

脳科学研究が進まない現状では，この領域の研究は明確な科学的根拠になりにくいのですが，臨床的な経験からは賛同できる内容を含んでいます．

d. 患者の治癒力の個人差

「治療は外から，治癒は内から」[7]と言われるように，良好な治療予後を得るには，歯科医師の治療技術に加えて患者自身による日々のリスク管理が不可欠です．患者の治癒力を抑制する因子（リスク因子）を取り除くには適切な「患者教育」が重要で，患者とのコミュニケーションと信頼関係の構築と維持が必須です．患者の健康文化度，とりわけ，口腔の健康意識が高まることが望まれます．

e. 患歯および部位レベル

ハイリスク歯は，年齢の割に組織破壊の重度な患歯，たとえば骨吸収が根尖付近まで進行した患歯が挙げられます．患歯に関わるリスク因子は，「診断時の骨欠損の程度」「根分岐部病変」や咬合力の負担が大きい「ブリッジの支台歯」などです．残存するアタッチメントレベル，炎症性の指標，器具のアクセスが不良な根分岐部病変，根面溝および不適切な治療（不良補綴物，過度のルートプレーニング）なども関わります[8]．

一方，未治療の深い歯周ポケットを放置しても，歯周炎は少数の患者の約11％の歯のみで悪化したと報告されています[9]．深い歯周ポケットを放置するのはナンセンスですが，「歯周ポケット深さ」イコール「活動性の歯周炎」を意味するわけではありません．前述のとおり80年代の論文では，「リスク因子」の概念がありませんでしたが，この歯周炎が悪化した患者と患歯は，それぞれ「ハイリスク患者」と「ハイリスク歯」であったと考えられます．

f. ハイリスク歯

「垂直的骨吸収の生じた患歯」「根分岐部病変に罹患した患歯」「歯内―歯周複合病変に罹患した患歯」は，「ハイリスク歯」と定義でき，複数のリスク因子が関与しています．メインテナンス中に歯周炎が進行して喪失する歯の多くは「垂直的骨吸収の生じた歯」や「根分岐部病変に罹患した歯」です．動揺度が2度以上であれば，ハイリ

Part 2

スク歯かHopeless toothと考えます.

g. 垂直的骨吸収の生じた患歯

垂直的骨吸収の生じた患歯は，水平的骨吸収を示す患歯よりも予後が不良なハイリスク歯です[10]．その多くは外傷性咬合の影響を受けており，骨縁下ポケットを形成しているため，適切な治療を行わなければ歯周炎の進行が早いと考えて良いでしょう．

骨欠損形態は，1〜3壁性骨欠損とその複合型およびカップ状骨欠損があります．いずれの場合にも，咬合力を制御しなければ治療は成功しません．

h. 根分岐部病変

「根分岐部病変に罹患した患歯」は通常臼歯ですが，前歯のガイドが不良な場合に外傷性咬合の影響を受けています[11]．またエナメル突起などの解剖学的リスクも関わります．

GTR法の適応症である「根分岐部病変クラスⅡ」や「垂直的骨吸収の生じた患歯」は，歯周炎の「ハイリスク歯」です．治療に際してはリスク因子の軽減が不可欠ですが，そのことに言及した報告は見当たりません．さらにGTR法の治療結果に報告間の差が大きいことが知られています[12]．

これまでのGTR法の臨床研究には，歯周病のリスク評価とリスクの軽減が適切に行われていないケースが含まれていると考えられます．根分岐部病変に罹患してい

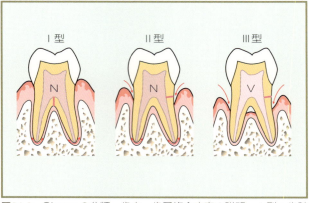

図24-3 Simonの分類．歯内―歯周複合病変の説明．Ⅰ型：歯髄疾患が歯周組織へ波及．Ⅱ型：歯髄疾患と歯周疾患の両方が独立および歯髄疾患と歯周疾患の両方が交通．Ⅲ型：歯周疾患が歯髄疾患へ波及．Ⅰ型は治癒早く，予後良好である．一方，Ⅲ型は治癒遅く，予後不良である場合が多い．（図中のN：Necrosis＝歯髄壊死，V：Vital＝生活歯）[13]

る臼歯は，一般的に最も歯周炎の進行するリスクが高く，前歯のガイドが不良で外傷性咬合の影響を受けていたり，喫煙，歯根の解剖学的特徴などのリスク因子が関わりますが，患者ごとのリスク因子を軽減してGTR法を適応したという報告はありません．まだ科学的な検討が行われていない領域だと思います．

i. 歯内―歯周複合病変

歯内―歯周複合病変のうち，Simonの分類Ⅱ型（歯内および歯周両病変が関与する）およびⅢ型（上行性歯髄炎）はハイリスク歯と言えるでしょう[14]（**図24-3**）．

歯周組織の破壊が重度に進行したⅢ型は最もリスクが

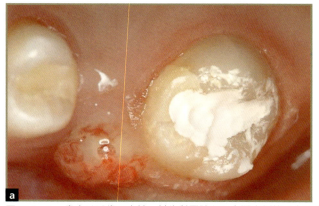

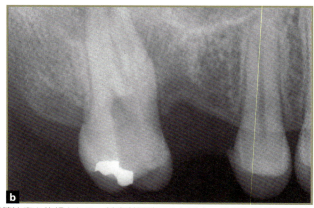

図24-4a, b 患者は16歳の女性．某歯科医院から上顎右側第二大臼歯の根管治療を依頼される．某歯科医院で1年以上，根管治療が繰り返されていた．頬側に歯槽膿瘍を認めた．根管内はFC臭（++）．

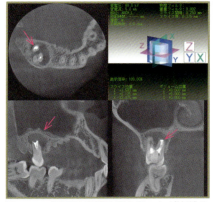

図24-4c 数回の根管治療を行ったが症状の改善を認めなかったため，根管に水酸化カルシウムを仮充填して歯科用CT画像診断を行った．口蓋根の根尖孔が大きく#130のファイルが入るほどに破壊されていた（矢印）．

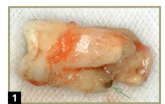 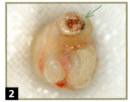 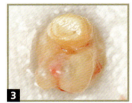

図24-4d①〜③ 意図的再植で対応した．口蓋根根尖が外部吸収しており，黒色の付着物が観察された（矢印）．嚢胞を除去して逆根管充填した．

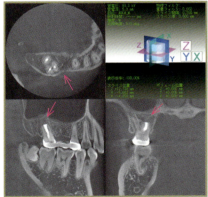

図24-4e 術後1年のCBCT画像．根尖周囲の透過像が消失している（矢印）．

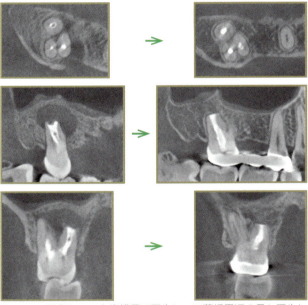

図24-4f 吸収していた歯槽骨は再生し，口蓋根周辺の骨も再生した．

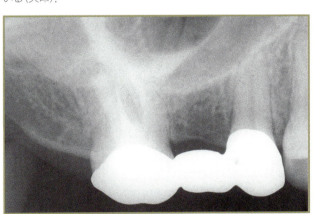

図24-4g ブリッジ装着して1年後のデンタルエックス線画像．とくに異常は認めない．アンキローシスや外部吸収が生じる可能性を説明し，可及的に長期間経過観察することとした．

高い病態です．一方，I型であっても，長期にわたり歯内疾患に罹患していたり，不適切な根管治療が繰り返されている場合には，根尖孔が大きく破壊されて根尖周囲の組織破壊が拡大しており，根管治療では治癒の機転を取らず，外科的治療を選択するケースがあります．

図24-4に意図的再植を行った症例を示します．

Part 2

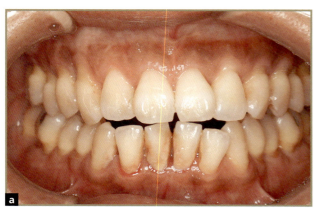
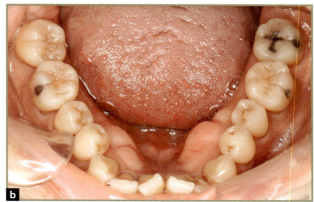

図24-5a, b 患者は53歳の女性．上顎左側臼歯部の歯の動揺および咬合痛を主訴に来院した．初診時の口腔内所見はオープンバイト，プラークコントロール不良，下顎隆起が顕著であり，またクレンチング癖もあった．

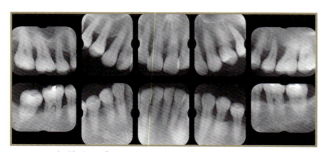

図24-5c 初診時のデンタルエックス線画像からは全顎的な骨吸収を認める．

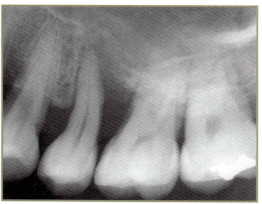

図24-5d 上顎左側第二小臼歯に根尖を超える透過像を認めた．上顎洞の不透過性が亢進しており，歯性上顎洞炎を疑った．

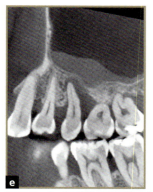
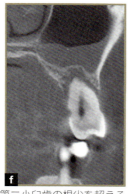

図24-5e, f 歯科用CT画像．上顎左側第二小臼歯の根尖を超える透過像およびCEJ直下の楔状欠損が観察できる．また上顎洞内の粘膜の肥厚を疑う．

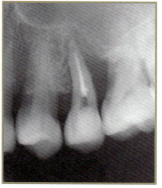

図24-5g 抜髄後に根管充填を行った際のデンタルエックス線画像．

　いずれの病型であっても，歯科用CTを含めて現在使用可能な画像検査をしても「歯根膜」の状態を正確には把握できないため，歯内療法を先行し，治癒状況を観察後に必要な歯周治療を選択します．選択する歯周治療の術式は残存する歯周ポケットの範囲と形状および骨形態によって変わります．これも一種の「診断的治療」と言えるでしょう．

　この際，歯根膜を損傷するような治療は避けなければなりません．ポケットプロービングに加えて，根尖孔外にエックス線造影性のある水酸化カルシウム製剤を注入

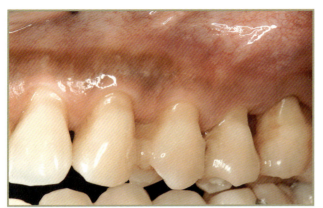

図24-5h　歯周基本治療終了後の頬側面観.

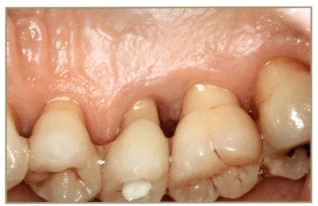

図24-5i　同口蓋側面観.

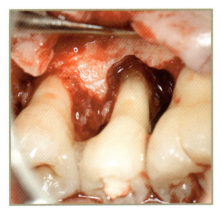

図24-5j　歯肉弁を剥離した際の状態.広汎な骨吸収を認める.

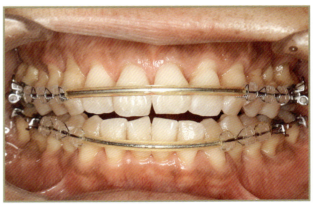

図24-5k　奥羽大学歯学部附属病院矯正歯科に依頼した矯正治療開始時の口腔内の状態.治療途中で上顎左側第二大臼歯の歯周炎が増悪したので抜歯した.

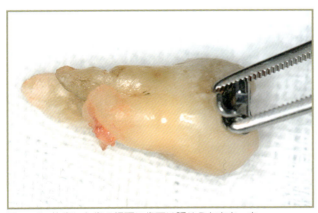

図24-5l　抜歯した歯の根面に歯石は認められなかった.

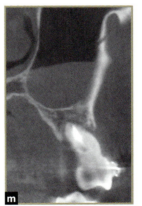 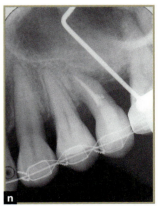

図24-5m, n　矯正治療中の歯科用CT画像およびデンタルエックス線画像からは骨再生を認める.上顎洞内の粘膜の肥厚は変化なし.

して歯周ポケットとの交通の有無を調べ，必要に応じてフラップを開けて患部の精査および治療を行います．

Ⅲ型では，初めに歯内療法を行いますが，根尖付近まで歯根膜やセメント質が破壊されているので，抜歯か歯周組織再生療法を選択します．Ⅲ型では歯周炎が重度に進行しており，多くの場合，患者の低いDental IQ，不良なプラークコントロールに加えて喫煙，外傷性咬合あるいは解剖学的問題といったリスク因子が複数関わっています．

歯周病変が原発で生じた歯内―歯周複合病変の治療に

Part 2

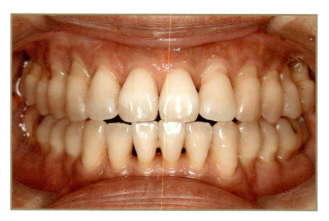

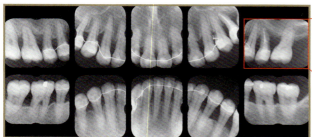

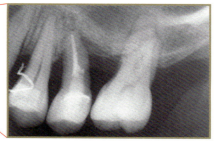

図24-5o 初診から4年4か月後．矯正治療終了後にSPTへ移行した際の口腔内の状態．切端咬合までしか改善していない．

図24-5p 同時期のデンタルエックス線画像．骨頂の白線が明瞭化した．

図24-5q 骨再生を認める．

においては，感染源および各種リスク因子の除去後，破壊された歯周組織を再生するために，**図24-5**の症例に示したような歯周組織再生療法が不可欠となり治療の難易度は上がります．

j．治療の予後

根分岐部病変に対する治療の予後に関しては，「Well-Maintained（予後良好）群」「Down Hill（予後悪化）群」および「Extremely Down Hill（予後の極端な悪化）群」の3つに分類され，それぞれの割合は文献間で若干異なり，Well Maintained群は60〜80％程度，Down Hill群は20〜30％，Extremely Down Hill群は10％程度です[15〜17]（Part 2・No.25・**表25-1**参照）．たとえ根分岐部病変に罹患していても，歯周治療によって60〜80％は良好に維持管理されていることから，定期的なメインテナンスあるいはSPTが重要であることは明らかです．つまり，患者のコンプライアンスが得られている，あるいは協力的な患者の予

後は比較的良いと言えます．

長期メインテナンス中に歯周病で喪失した歯は全体の5％ですが，Well-Mainteined群であっても根分岐部病変に罹患した歯の16.6％を喪失していることから[17]，根分岐部病変が歯周病のハイリスク部位であることに異論はないでしょう．

k．歯周組織再生療法を成功に導く治療ステップ

根分岐部病変の外科治療に関する最新のAAPコンセンサスレポートでは[18]，①根分岐部病変2度までならかなり予測性が得られるため，②切除療法や抜歯を選択する前に再生療法を考慮すべきである．③複合治療のメリットはある，④できるだけリスクを評価して対処すべき，⑤厳密なSPTを継続することが長期の良好な予後の獲得に必要である，との指針を結論として述べています．

参考文献
1．Heitz-Mayfield LJ. Disease progression：identification of high-risk groups and individuals for periodontitis. 2005：J Clin Periodontol. 32 Suppl 6：196-209.
2．Eickholz P, et al. Tooth loss after active periodontal therapy. 1：patient-related factors for risk, prognosis, and quality of outcome. 2008：J Clin Periodontol. 35(2)：165-174.

3. Rosling B, et al. Longitudinal periodontal tissue alterations during supportive therapy. Findings from subjects with normal and high susceptibility to periodontal disease. J Clin Periodontol. 2001；28：241-249.
4. Axtelius B, et al. Therapy-resistant periodontitis（I）. Clinical and treatment characteristics. 1997：J Clin Periodontol. 24：640-645.
5. Axtelius B, et al. Therapy-resistant periodontitis（II）. Compliance and general and dental health experiences. 1997：J Clin Periodontol. 24：646-653.
6. Axtelius B, et al. Therapy-resistant periodontitis. Psychosocial characteristics. 1998：J Clin Periodontol. 25（6）：482-491.
7. アンドルー・ワイル（著），上野 圭一（翻訳）．角川文庫ソフィア．癒す心，治る力—自発的治癒とはなにか．東京：角川書店．1998．
8. Pretzl B, et al. Tooth loss after active periodontal therapy. 2：tooth-related factors. 2008：J Clin Periodontol. 35(2)：175-182.
9. Lindhe J, et al. Progression of periodontal disease in adult subjects in the absence of periodontal therapy. 1983：J Clin Periodontol. 10（4）：433-442.
10. Papapanou PN, Wennstrom JL. The angular bony defect as indicator of further alveolar bone loss. J Clin Periodontol. 1991：18：317-322.
11. 髙橋慶壮，吉野敏明．エンド・ペリオ病変　歯内・歯周複合病変診断と治療のストラテジー．東京：医歯薬出版株．2009．
12. Needleman I, et al. Guided tissue regeneration for periodontal intrabony defects-a Cochrane Systematic Review. 2005：Periodontol 2000. 37：106-123.
13. 平井 順，髙橋慶壮．臨床歯肉療法学－JHエンドシステムを用いて－．東京：クインテッセンス出版．2005．158-159．
14. 髙橋慶壮．実践歯学ライブラリー歯内・歯周複合病変の正体を探る　臨床の暗黙知を形式知へ変換する．デンタルダイヤモンド．2016：(6)：26-46．
15. McFall WT Jr. Tooth loss in 100 treated patients with periodontal disease. 1982：A long-term study. J Periodontol. 53：539-549.
16. Goldman MJ, et al. Effect of periodontal therapy on patients maintained for 15 years or longer. A retrospective study. 1986：J Periodontol. 57：347-353.
17. Wood WR, et al. Tooth loss in patients with moderate periodontitis after treatment and long-term maintenance care.1989：J Periodontol. 60：516-520.
18. Reddy MS, et al. Periodontal regeneration-furcation defects：a consensus report from the AAP Regeneration Workshop. 2015：J Periodontol. 86(2 Suppl)：S131-133.

No.25 そのSPTの根拠を疑え

a. 歯周病の予防と再発防止

　Axelsson教授は30年間におよぶ疫学研究から，歯周炎は予防可能であると結論づけています[1]．つねに歯肉炎から歯周炎へと進行するため，歯肉炎の予防が歯周炎の予防に繋がります．2日に1度のプラークコントロールで歯肉炎を予防できることやメインテナンス結果を報告しています[2]．彼の言うところのメインテナンスとは自己診断，PMTC，歯肉縁下のデブライドメントおよび繰り返しの患者教育を含みます．

　しかし，患者の選別はかなり厳しくやっており，スウェーデンで行われたほかの臨床研究と同様に「選び抜かれた良好な患者群」における長期データとして解釈する必要があります[3,4]．目の前の患者が論文で示された被験者と同等の協力度を示しているか否かを判断する必要があるでしょう．

　換言すれば，中等度以上に歯周炎が進行しており，健康への関心が高く治療や指導に対する協力が得られる患者です．知的および健康文化度が高い患者と言えるでしょう．臨床研究において，実験群と対照群間の比較から単一因子の重要度を疫学的に結論づけることはできますが，研究に参加した被験者群の特徴はつねに把握しておかなければなりません．

　かつて石井正敏先生から頂いたスライドに「一言でメインテナンスと言いますが，長期間にわたって患者さんとの良好な関係を維持することは決して容易なことではない．メインテナンスとはただ単に，定期的にレベルの高いPMTCを行うことだけではなく，患者さんとの関わりにおいてきわめて奥の深い対応が必要と思います」とありますが，まったく同感です．歯周治療がいったん成功しても，口腔清掃およびリスク管理が継続できないと歯周炎が再発します．

　人は歯のことばかり考えていませんが，歯科医師から受けた指導や説明はよく覚えているものです．患者と歯科医師の関係は生徒と先生の関係とは違いますが，似ているところもあります．先生の指導を素直に守る生徒や患者がいる半面，反発して言うことを聞かない人もいます．性格や相性といった科学的に説明し難い部分です．

　SPTとは原因除去とリスク管理です．患者自身が日々の生活のなかで習慣づける必要があり，定期的に医療者側が支援することで初めて論文に出ている結果に近づけます．当然，コンプライアンスの悪い患者は予後が悪くなります．そもそも来院しなければデータが取れません．継続して来院している患者のデータのみを使って予測性と言っているのであれば，誤解を生むでしょう[5〜8]．

b. 予後の「良好群」「悪化群」「極端な悪化群」の存在

　開業歯科医院でSPTに通院する患者のコンプライアンスの程度を調べたところ，14年間で適切なSPTを継続した患者は27.4%，年齢の若い，社会経済的に富裕な患者はドロップアウトする率が低い傾向があります[9,10]．メインテナンスに通う患者は30%程度という報告もあります[11]．

　また歯周外科治療を受けた患者ほど長期的にメインテナンスに通う傾向があります．歯周外科治療を受けた経験がコンプライアンスを高めているのか，治療のコンプライアンスが良い患者だからこそ歯周外科治療まで治療を進めたのでしょう．

　一般的に直接生命に関わらないような慢性疾患に罹患している患者の治療やメインテナンスに対するコンプライアンスは低い傾向にあります[12]．ブラッシング指導した内容を適切に実行する患者はせいぜい50%程度で，歯間部の清掃はさらに悪いでしょう．

　大学病院では，11〜45%の患者がドロップアウトし，個人病院でコンプライアンスが得られているのは患者の三分の一以下です．

　コンプライアンスを得られない理由としては，「治療に対する恐れ」「自虐的な習慣」「経済的要因」「健康増進への低い意識」「患者の生活におけるストレスのある出来事」などが挙げられます．

表25-1 SPT期の歯周炎患者亜群の割合（%）

	Well Maintained	Down Hill	Extremely Down Hill
Hirschfeld 1978 JP	83.2	12.6	4.2
McFall 1982 JP	77	15	8
Goldman 1986 JP	62	28	10
Lindhe 1984 JCP	100	0	0

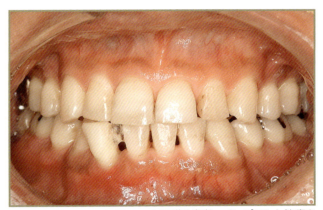

図25-1a Extremely Down Hill群の患者．インプラント治療を希望して来院した．

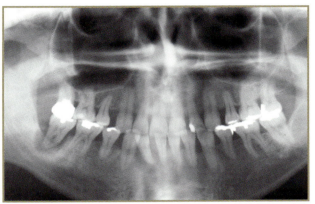

図25-1b 初診時のパノラマエックス線画像．下顎右側第二大臼歯および左側側切歯はHopeless Teeth．矯正治療中断による歯間離開も認められる．

われわれは普段から患者の健康文化を育む工夫が必要です．そのような実践が患者の健康寿命の延伸に貢献できるでしょう．

大学病院の歯周病科の教授へ紹介された重度歯周炎患者61名について治療後14年間にわたるメインテナンスの結果をまとめた論文では，以下のような厳格な患者の選別基準がありました．①50%以上の歯周組織が破壊されている，②歯周治療に対して快く同意する，③最良のプラークコントロールを維持できる，④定期的なメインテナンス治療に積極的に通う．いわゆる，患者の分類のタイプⅠ（表12-1参照）の患者に限定した臨床研究と言えるでしょう．

この選び抜かれた患者群を対象にした研究では，少数の患者の限られた部位のみが悪化しています．14年間にわずか2.3%の歯が喪失しているだけで，アタッチメント・ロスが2mm以上認められた部位は0.8%程度，年間約0.1%程度です[13]．

一方，未治療の重度歯周病患者では，1年間でアタッチメント・ロスが2mm以上進行した患歯が3.2%ありました[14]．未治療の歯周病患者の進行度合いは，歯周治療および適切なメインテナンスを受けている患者の20〜30倍も高かったことになります．

Lindheらは，研究に参加した被験者らを「Well-Maintained（予後良好）群」患者であったと考察しています[13]．また，Hirschfeld & Wasserman，McFallおよびGoldmanらが報告[15〜17]した「Down Hill（予後悪化）群」および「Extremely Down Hill（予後の極端な悪化）群」は見出せなかったと述べています（表25-1）．

この違いは来院した患者層がかなり違っていたためと考えられます．開業医に来院した患者群と大学病院で歯周病科の教授に診療を受け，さらに治療に対して非常に協力的で健康文化度の高い選ばれた患者群とを比較すれば，予後が異なっていても何ら不思議ではありません．

「Down Hill」および「Extremely Down Hill」とハイリスク群には共通する因子があると推察されますが，喫煙やブラキシズムを含めたリスク因子が複数関与していると考えています．図25-1に筆者が経験した「Extremely Down Hill」に分類した患者の症例を示します．

Part 2

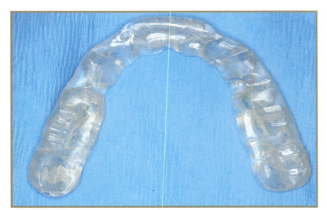

図25-1c ブラキシズムの関与が疑われたため，歯周基本治療中にバイトプレートを作製した．来院ごとに毎回削れていた．現在も軽減していない．

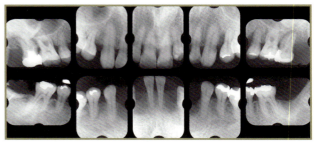

図25-1d 初診から6年後のデンタルエックス線画像．歯周外科治療後でも治癒反応が不良である．プラークコントロールは良好であるが，複数のリスク因子（ブラキシズム，肥満，糖尿病）のため上顎両側大臼歯部の歯周炎が進行している．

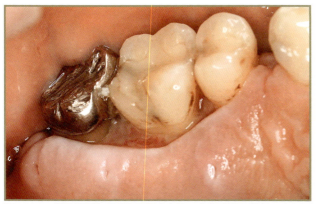

図25-1e 歯周外科治療の治癒不全から，全身疾患を疑う．また下顎右側第二大臼歯と咬合していた上顎右側第二大臼歯に装着されたFMCの摩耗が顕著である．

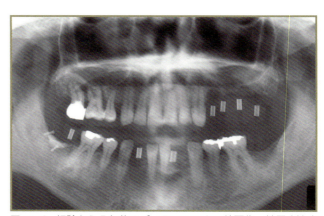

図25-1f 初診から7年後のパノラマエックス線画像．糖尿病治療を行い，コントロールが可能となり，治癒反応が良好となったので，インプラント治療を計画して実施中である．

c. Extremely Down Hill（予後の極端な悪化群）の患者

患者は54歳の男性．下顎右側第二大臼歯，左側側切歯はHopeless Teethでした．矯正治療を途中で中断したため歯間離開が認められました（図25-1a, b）．以前当大学病院を受診し歯周基本治療およびGBR法を行いましたが，心臓のバイパス手術を受けたため，5年間，歯周外科治療およびインプラント治療を中止し，SPTのみを継続していました．

プラークコントロールは比較的良好で，ブラキサーのためバイトプレートを使用していましたが，5年の来院期間中に毎回削れていました（図25-1c）．肥満傾向（BMI＝32.6）で独身であり食事は外食中心，お酒を毎晩5合程度飲んでいました．また以前喫煙者でしたが治療が始まってからは中止しました．

職業は会社の社長で仕事上のストレスがあるそうです．SPT期間中も歯周組織の破壊は進行しました（図25-1d）．ワルファリンカリウム服用中止後に歯周治療を再開し，歯周炎が悪化した部位にフラップ手術を行った際の治癒反応が悪い（図25-1e）ことから血液検査を強く勧めたところ，糖尿病であること（HbA1c 8.3％）が判明しました．コンプライアンスは良いのですが，ほかのリスク因子が多い患者です．

最近になって，睡眠時無呼吸症候群の重度と診断されたことでブラキシズムの原因が解明され，さらに糖尿病治療を行い治癒反応が良好となったので，インプラント治療を計画して実施中です（図25-1f）．

この症例からもわかるように疫学研究を行う場合でも個人のデータを詳細に集めておかないと大切な因子を見

逃すことがあるのです．歯周病のような多因子性の慢性疾患の病態を疫学研究するには，現在行われている手法に加えてビッグデータの集積が必要です．

d. 技術の習得は「見て学ぶ」

歯周治療は薬で治す領域はわずかで，ほとんどが外科的治療であり，術者の腕前が治療結果を大きく左右します．上達はステップバイステップですが，一度身につけた技術はなくなりません．自分の治療を記録に残し，経過を追いつつ，「より良く」を目指します．アウトプットを考えてインプットすることが大切です（Part 1・No.3参照）．

最初に良きお手本から「見て学ぶ」のが技術の習得には近道です．歯槽骨切除術，フラップ手術および遊離歯肉移植術が自分でできるようになれば，骨切除，根面の郭清，部分層弁の形成ができているので，インプラント治療や根面被覆の治療に進めます．

国家試験は「形式知」で，治療における「暗黙知」のレベルをまったく保証していません．独学に近い形で暗黙知を高める能力のある先生，試行錯誤と失敗を克服してスキルアップできるたくましい先生は１人でやっていけるでしょうが，多くの歯科医師は医療事故を起こさないように慎重に治療法を習得するでしょうから，上達するまでに時間がかかります．たとえばフラップ手術を行おうとすれば，患者教育に始まって，治療のピラミッド（**図6-1**参照）を昇っていかなければなりません．

e. 患者の割合も大きい

歯周治療には術者と患者側の役割分担があり，術者の技量による部分とは別に患者の努力や治癒力にも影響を受けます．すべての患者に対して同じような治療効果が得られるわけではないのです．患者ごとのリスクを軽減したうえで１段ずつ治療ステップを進めていかなければ，良好な結果は得られません．これまでの不適切な生活習慣を改善できない患者には良好な治療結果を導くことは困難です．

筆者は患者に対して問題点を具体的に説明して改善を促しますが，患者のなかには自分の生活習慣の改善を求められることを快く思わないばかりか，自分の問題点を解決しようと努力しない人もいます．治療が難しい症例のほかに，患者教育自体が難しい場合があります．前向きで明るく健康文化度が高く協力的な患者であれば，最良の結果を得られる確率は上がります．逆に，そうでなければ，長期的に良好な結果を得ることは困難なのです[18]．歯周治療をHuman Preparation（**図4-1**参照）と考える所以です．

参考文献

1. Axelsson P. Periodontitis is preventable. 2014；J Periodontol. 85：1303-1307.
2. Axelsson P, et al. Effect of controlled oral hygiene procedures on caries and periodontal disease in adults.Results after 6 years. 1981；J Clin Periodontol. 8（3）：239-428.
3. Axelsson P et al. On the prevention of caries and periodontal disease. Results of a 15-year longitudinal study in adults. 1991；J Clin Periodontol. 18：182-189.
4. Axelsson P, et al. The long-term effect of a plaque control program on tooth mortality, caries and periodontal disease in adults. Results after 30 years of maintenance. 2004；J Clin Periodontol. 31（9）：749-757.
5. 高橋慶壯，吉野敏明（編著），奥田裕司，田中真喜（著）．エンド・ペリオ病変の臨床 歯内―歯周複合病変 診断と治療のストラテジー．東京：医歯薬出版．2009.
6. 高橋慶壯．歯周治療 失敗回避のためのポイント33―なぜ歯周炎が進行するのか，なぜ治らないのか―東京：クインテッセンス出版．2011.
7. Hujoel PP, et al. Personal oral hygiene and chronic periodontitis：a systematic review. 2005；Periodontol 2000. 37：29-34.
8. Weyant RJ. No evidence that improved personal oral hygiene prevents or controls chronic periodontitis. 2005；J Evid Based Dent Pract. 5：74-75.
9. Miyamoto T, et al. Compliance as a prognostic indicator：retrospective study of 505 patients treated and maintained for 15 years. 2006；J Periodontol. 77：223-232.
10. Demetriou N, et al. Compliance with supportive periodontal treatment in private periodontal practice. A 14-year retrospective study. 1995；J Periodontol. 66（2）：145-149.
11. Checchi L, et al.Patient compliance with maintenance therapy in an Italian periodontal practice. 1994；J Clin Periodontol. 21（5）：309-312.
12. Wilson TG Jr. How patient compliance to suggested oral hygiene and maintenance affect periodontal therapy. 1998；Dent Clin North Am. 42：389-403.
13. Lindhe J, et al. Progression of periodontal disease in adult subjects in the absence of periodontal therapy. 1983；J Clin Periodontol. 10：433-442.
14. Lindhe J, Nyman S. Long-term maintenance of patients treated for advanced periodontal disease. 1984；J Clin Periodontol. 11：504-514.
15. Hirschfeld L, et al. A long-term survey of tooth loss in 600 treated periodontal patients. 1978；J Periodontol. 49：225-237.
16. McFall WT Jr. Tooth loss in 100 treated patients with periodontal disease. 1982；A long-term study. J Periodontol. 53：539-549.
17. Goldman MJ, et al. Effect of periodontal therapy on patients maintained for 15 years or longer. A retrospective study. 1986；J Periodontol. 57：347-353.
18. 高橋慶壯．Ⅲ 力のコントロールと咬み合わせの回復．２回復法の選択．In．吉江弘正，和泉雄一（編著）．患者さんに語るシンプル歯周治療周治療．東京：医歯薬出版．2016.64-69.

"The best doctor is the one who makes the fewest mistakes"
(間違いが最も少ないのが最良の医者である)
— *William Osler*

Part 3
本書の理解度確認テスト

【問題】

（注：問題の正解は1つとは限らない．正解が複数ある問題も含む）

【問題1】

歯周検査におけるBOPの意義はどれか．つぎのa〜eのうちから選べ．

a：BOP（＋）歯肉炎が進行する
b：BOP（＋）歯周炎が進行する
c：BOP（＋）歯肉退縮が進行する
d：BOP（−）歯周炎が進行しない
e：BOP（−）歯肉炎が進行しない

【問題2】

エックス線画像上で観察される歯槽硬線の適切な解釈はどれか．つぎのa〜eのうちから選べ．

a：セメント質，歯根膜および固有歯槽骨の3ユニットが正常
b：セメント質が正常
c：歯根膜が正常
d：固有歯槽骨が正常
e：支持歯槽骨が正常

【問題3】

頰粘膜に歯圧痕を認める患者から推測できる疾患はどれか．つぎのa〜eのうちから選べ．

a：口呼吸
b：上顎洞炎
c：舌突出癖
d：クレンチング
e：睡眠時無呼吸症候群

【問題4】

患者がブラキサーであることを推測する所見はどれか．つぎのa〜eのうちから選べ．

a：口呼吸
b：外骨症
c：下顎隆起
d：口蓋隆起
e：顕著な咬耗

【問題5】

上顎前歯のフレアーアウトの原因と考えられる所見はどれか．つぎのa〜eのうちから選べ．

a：舌突出癖
b：臼歯咬合の崩壊
c：歯周病の進行
d：口呼吸
e：下顎前歯部の突き上げ

【問題6】

患者のパラファンクションあるいは強い咬合力を推測させる所見はどれか．つぎのa〜eのうちから選べ．

a：ウインクル
b：ファセット
c：歯根破折
d：クラック
e：テンションリッジ

【問題7】

約1か月前からの全顎的な歯肉の腫れ・増殖を主訴に患者が来院した．可能性の高い疾患はどれか．つぎのa〜eのうちから選べ．

a：白板症
b：歯肉癌
c：扁平苔癬
d：急性白血病
e：特発性血小板減少症

【問題8】

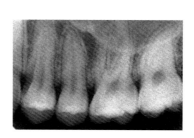 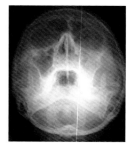

22歳の男性．左側上顎第一大臼歯の咬合痛を主訴に来

院．3日前から風邪をひいている．前頁のデンタルエックス線画像およびWaters法で撮影した画像から考えられる病態はどれか．つぎのa～eのうちから選べ．

a：根尖性歯周炎
b：化膿性歯髄炎
c：侵襲性歯周炎
d：急性壊死性歯肉炎
e：風邪による左側急性上顎洞炎

【問題9】
歯周検査の感度と特異性の特徴を示す正しい組み合わせはどれか．つぎのa～eのうちから選べ．

a：感度＝高い―特異性＝高い
b：感度＝低い―特異性＝高い
c：感度＝高い―特異性＝低い
d：感度＝低い―特異性低い
e：感度と特異性が同程度

【問題10】

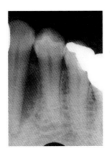

59歳の女性．1週間前に下顎左側犬歯の歯肉腫脹を主訴に来院．昨年から違和感を覚えていたが放置していた．歯周検査の結果，遠心部に11mmの歯周ポケットを認め，また歯髄電気診に反応した．上図のデンタルエックス線画像から考えられる病態はどれか．つぎのa～eのうちから選べ．

a：歯根破折
b：外部吸収
c：慢性歯周炎
d：根尖性歯周炎
e：セメント質剝離

【問題11】
歯周外科治療でよく使用する持針器はどれか．つぎのa～eのうちから選べ．

a：マチュー型
b：ヘガール型
c：ラグランジェ型
d：クライルウッド型
e：カストロビージョ型

【問題12】
切開を行う際のメスホルダーの持ち方で正しいものはどれか．つぎのa～eのうちから選べ．

a：パームグリップ
b：ペングリップ
c：フィンガーグリップ
d：スクエアグリップ
e：ハンドグリップ

【問題13】
歯肉弁を剝離する際の開始点はどれか．つぎのa～eのうちから選べ．

a：中央部
b：近心面
c：遠心面
d：歯間乳頭部
e：縦切開部

【問題14】
歯周外科時に根面のデブライドメントを効率良く行える器具はどれか．つぎのa～eのうちから選べ．

a：歯ブラシ
b：スケーラー
c：エアーフロー
d：超音波スケーラー
e：回転切削バー

【問題15】
歯周パックの意義として適切なものはどれか．つぎのa～eのうちから選べ．

a：止血
b：治癒促進
c：感染防止

d：患部の保護

e：患歯の固定

【問題16】

部分層弁形成のポイントとして適切なものはどれか．つぎのa～eのうちから選べ．

a：新品のメスを使う

b：骨膜剥離子を2つ使う

c：骨膜を切る

d：利き手の逆の手の使い方

e：可動性の高い軟組織を把持してテンションをかける

【問題17】

遊離歯肉移植術によって人為的に移動可能な解剖学的部位はどれか．つぎのa～eのうちから選べ．

a：歯肉頂

b：MGJ

c：ポケット底

d：CEJ

e：骨頂

【問題18】

根面被覆術により付着歯肉幅が拡大する際，位置が変わる部位はどれか．つぎのa～eのうちから選べ．

a：歯肉頂

b：ポケット底

c：MGJ

d：CEJ

e：骨頂

【問題19】

インプラント周囲炎のリスク因子として考えられるものはどれか．つぎのa～eのうちから選べ．

a：喫煙

b：肺炎

c：肥満

d：歯周病の既往

e：不良なプラークコントロール

【問題20】

抗生物質（とくに広い抗菌スペクトルを有するセフェム系抗生物質）の頻用・誤用から起こる問題はどれか．つぎのa～eのうちから選べ．

a：下痢

b：頭痛

c：発熱

d：胃潰瘍

e：耐性菌の出現

【問題21】

根分岐部病変3度の治療で最も低侵襲性な治療法はどれか．つぎのa～eのうちから選べ．

a：抜歯

b：GTR法

c：セパレーション

d：トンネリング

e：ヘミセクション

【問題22】

改良型Widmanフラップ手術の切開時の留意点はどれか．つぎのa～eのうちから選べ．

a：骨頂に一次切開を行う

b：二次切開は骨頂まで行う

c：骨頂周辺の結合組織を切除する

d：隣接面部の切開は歯肉溝から離す

e：口蓋側の切開は歯肉溝から離す

【問題23】

歯周組織再生療法で使用するシグナル因子ではないものはどれか．つぎのa～eのうちから選べ．

a：遮蔽膜

b：FGF-2

c：PDGF

d：BMP-2

e：エナメルマトリックスタンパク質

【問題24】

歯肉縁下う蝕がある患歯の保存的治療を行う際に生物学的幅径の確保，Ferrule（帯環）効果の確保および付着歯

肉の増大を同時に行う手術法はどれか．つぎのa〜eのうちから選べ．

a：歯肉弁根尖側移動術（全部層弁）＋GTR法
b：歯肉弁根尖側移動術（全部層弁）＋歯槽骨切除術
c：歯肉弁側方移動術＋歯槽骨整形術
d：歯肉弁根尖側移動術（部分層弁）＋歯槽骨整形術
e：歯肉弁根尖側移動術（部分層弁）＋歯槽骨切除術

【問題25】

Fiber Retention Therapyを行う際に必要な器機はどれか．つぎのa〜eのうちから選べ．

a：拡大鏡
b：回転切削バー
c：手用スケーラー
d：EMD
e：クレンキャプランのポケットマーカー

【問題26】

初診時

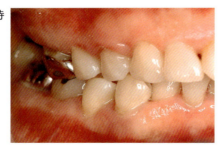

術後

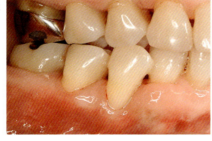

63歳の女性．歯肉の腫脹およびブラッシング時の疼痛を主訴に来院．歯周ポケット深さは7mmあり，頬小帯が上位に付着していた．初診時および術後の口腔内画像を上図に示す．この患者への歯周組織再生療法後に行う付着歯肉幅の増大を目的とした適応すべき術式はどれか．つぎのa〜eのうちから選べ．

a：小帯切除術
b：歯肉切除術
c：遊離歯肉移植術
d：歯肉弁側方移動術
e：歯肉弁根尖側移動術

【問題27】

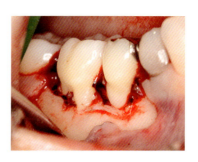

43歳の女性．下顎右側臼歯部の冷水痛を主訴に来院．歯肉に炎症は認められず歯周ポケットは3mm以下であった．上図の術中の画像から考えられる適応すべき術式はどれか．つぎのa〜eのうちから選べ．

a：Langer & Langer 法
b：Pauch 法
c：両側歯間乳頭弁移動術
d：Tunnel 法
e：歯肉弁側方移動術

【問題28】

複数歯の歯肉退縮に対する低侵襲性の治療法はどれか．つぎのa〜eのうちから選べ．

a：歯肉弁根尖側移動術
b：Pauch 法
c：Langer & Langer 法
d：Tunnel 法
e：Fiber Retention Therapy

【問題29】

上行性歯髄炎の診査法はどれか．つぎのa〜eのうちから選べ．

a：ポケットプロービング
b：エックス線画像検査
c：歯髄電気診査
d：動揺度
e：打診痛

【問題30】

下顎第一大臼歯頬側の根分岐部病変2度に対するMI概念に基づく治療法はどれか．つぎのa〜eのうちから選べ．

a：GTR法
b：スケーリング
c：トンネリング
d：ルートセパレーション
e：ファーケーションプラスティー

【問題31】

Millerの歯肉退縮の分類の定義において正しいものはどれか．つぎのa〜eのうちから選べ．

a：上記の分類のクラス1は根面被覆の適応症である
b：上記の分類のクラス2は部分的な根面被覆の適応症である
c：上記の分類のクラス3は部分的な根面被覆の適応症である
d：上記の分類のクラス3は手術適応ではない
e：上記の分類のクラス4は手術適応ではない

【問題32】

対合歯の挺出が顕著で咬合平面が逆スピーとなり，補綴物処置された臼歯部の咬合再構築を図る際に行われる処置はどれか．つぎのa〜eのうちから選べ．

a：矯正用アンカーで圧下を図る
b：バイトプレートを装着させる
c：便宜抜髄をして歯冠を削合する
d：抜歯してインプラントに置換する
e：対合歯を削合する

【問題33】

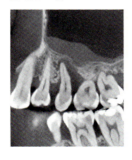 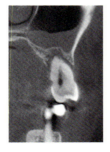

上図の歯科用CT画像から考えられる所見のうち正しいものはどれか．つぎのa〜eのうちから選べ．

a：上顎左側第二小臼歯の根尖を超える透過像を認める
b：下顎左側第一大臼歯にCEJ直下の楔状欠損を認める
c：上顎左側第二小臼歯のCEJ直下の楔状欠損を認める
d：上顎左側犬歯に垂直性骨吸収を認める
e：上顎洞粘膜の肥厚が疑われる

【問題34】

最新のAAPコンセンサスレポートに記載されている根分岐部病変の外科治療に関する内容と異なるものはどれか．つぎのa〜eのうちから選べ．

a：根分岐部病変2度までならかなり予測性が得られる
b：切除療法や抜歯を選択する前に再生療法を考慮すべきである
c：複合治療のメリットはない
d：できるだけリスクを評価して対処すべである
e：厳密なSPTを継続することが長期の良好な予後の獲得に必要である

【問題35】

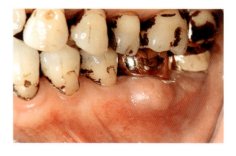

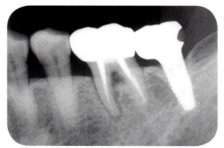

74歳の女性．下顎左側大臼歯部歯肉の腫脹および咬合痛を主訴に来院．約4年前に感染根管治療および口腔インプラント治療を受けている．歯周ポケットは近心根に8mmの深いポケットを認めたが，ほかは4mm以下であった．上図の口腔内およびデンタルエックス線画像から考えられる病態はどれか．つぎのa〜eのうちから選べ．

a：歯周膿瘍
b：歯根破折
c：根分岐部病変
d：根尖性歯周炎
e：歯内—歯周複合病変

【問題36】

包括的歯周治療で行う治療はどれか．つぎのa〜eのうちから選べ．

a：SPT
b：矯正治療
c：歯周補綴
d：咬合の安定化
e：歯周外科治療

【正解と解説】

【問題1・正解と解説】
【正解】d
【解説】a, b, c, e：誤り．Langらの臨床研究（1990年）から，BOP(-)の場合，98％の確率で歯周炎が進行しない（アタッチメント・ロスを生じない）ことが報告されている．

【問題2・正解と解説】
【正解】a
【解説】b, c, d, e：誤り．歯槽硬線は，歯根膜腔と固有歯槽骨とのコントラストからくる接線効果から固有歯槽骨が白線として観察され，固有歯槽骨－歯根膜－セメント質の3ユニットが健康であることを間接的に示す．

【問題3・正解と解説】
【正解】d
【解説】a, b, c, e：誤り．クレンチング癖があると，咀嚼筋のみでなく口輪筋も緊張して口腔内が陰圧になるため口腔粘膜や舌が歯側に引っ張られるので粘膜部分が白く見えたり，歯型が観察される．

【問題4・正解と解説】
【正解】b, c, d, e
【解説】a：誤り．ブラキシズムは患者の顔貌所見や問診からも予測可能であるが，口腔内所見として，骨隆起，顕著な咬耗や摩耗，修復物の皺襞，歯圧痕，口唇の力が強いなど，多数ある．

【問題5・正解と解説】
【正解】a, b, c, e
【解説】d：誤り．歯周病により病的な歯牙移動が生じる．上顎前歯のフレアーアウトには，臼歯部咬合の崩壊による前咬みの習癖，幼児嚥下が改善されないことによる舌突出癖が関わる．

【問題6・正解と解説】
【正解】a, b, c, d

【解説】e：誤り．テンションリッジ(堤状隆起)は口呼吸により生じる口蓋側歯肉の腫脹である．

【問題7・正解と解説】
【正解】d, e
【解説】a, b, c：誤り．歯肉腫脹は薬物性か血液疾患の関与が考えられる．薬物性の場合，数年単位で薬物を服用した既往があり，徐々に歯肉増殖を生じるが，急性白血病の場合，短期間で高度な歯肉増殖を生じる．

【問題8・正解と解説】
【正解】e

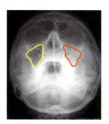

【解説】a, b, c, d：誤り．上顎大臼歯の疼痛の原因として，複数の原因が想定されるが，疲労がたまり風邪をこじらせたりした場合，急性上顎洞炎とそれに起因する歯痛を訴えることがある．上図のWaters法で撮影したエックス線画像からは，左側上顎洞内(赤色の範囲)が右側(黄色の範囲)に比べ白濁していることがわかる．

【問題9・正解と解説】
【正解】b
【解説】a, c, d, e：誤り．臨床的な歯周検査は感度が低く，特異性が高いという特徴がある．検査の陰性所見からは高い確率で診断が可能で，BOP(-)の場合，歯周炎が進行する確率は非常に低い．

【問題10・正解と解説】
【正解】c, e
【解説】a, b, d：誤り．生活歯の前歯あるいは犬歯に生じる骨吸収には，慢性歯周炎や歯内—歯周病変が考えられるが，過度な咬合力によりセメント質剥離を生じて

骨吸収が早期に進行することがある．

【問題11・正解と解説】
【正解】b, d, e
【解説】a, c：誤り．歯周外科治療では，ヘガール型，クライルウッド型およびカストロビージョ型が高頻度に使用される．繊細な操作が要求される場合には，親指と人差し指で運針をコントロールできるカストロビージョ型が適している．

【問題12・正解と解説】
【正解】b
【解説】a, c, d, e：誤り．器具を使用する際には，レストを取り，脇を絞めてペングリップで把持するのが基本である．

【問題13・正解と解説】
【正解】d, e
【解説】a, b, c：誤り．通常は歯間乳頭部から剥離する．縦切開した場合には，切開部位の軟組織の厚い歯根側あるいは歯頸部付近の剥離の容易な部位から行うことがある．

【問題14・正解と解説】
【正解】d, e
【解説】a, b, c：誤り．超音波スケーラーで歯肉縁下歯石を除去し，回転切削バーを用いて根面を均等にデブライドメントする．スケーラーを用いると繊細な処置は困難で骨頂付近の軟組織を損傷するリスクが高い．

【問題15・正解と解説】
【正解】d
【解説】a, b, c, e：誤り．歯周パックは患部の保護のために行う．根面被覆や遊離歯肉移植術では必須である．1週間程度はプラークコントロールができないため，洗口剤で含嗽させる．

【問題16・正解と解説】
【正解】a, d, e
【解説】b, c：誤り．利き手の逆の手で軟組織にテンションがかかるように把持し，新しいメスを使用して切開する．部分層弁の形成に習熟することは歯周外科治療の上達を早めると考えられる．

【問題17・正解と解説】
【正解】b
【解説】a, c, d, e：誤り．付着歯肉幅および角化歯肉幅が不足している場合，部分層弁を形成してMGJを意図的に根尖側に移動させ，ポケット底部からMGJまでの距離（付着歯肉幅）を拡張する．

【問題18・正解と解説】
【正解】b
【解説】a, c, d, e：誤り．結合組織移植術などで根面被覆を図る場合には，ポケット底部が歯冠側に上がることで付着歯肉幅が広がる．歯肉弁歯冠側移動術を行う際には，付着歯肉幅は原則変わらない．

【問題19・正解と解説】
【正解】a, d, e
【解説】b, c：誤り．歯周炎のリスク因子と同様に，不良なプラークコントロール，歯周病の既往および喫煙が挙げられる．

【問題20・正解と解説】
【正解】a, e
【解説】b, c, d：誤り．医科および歯科における第三世代のセフェム系抗生物質の誤用が以前から指摘されている．長期使用により耐性菌が出現する．

【問題21・正解と解説】
【正解】d
【解説】a, b, c, e：誤り．生活歯の場合，歯内療法および補綴治療の必要のないトンネリングが最も低侵襲性である．

【問題22・正解と解説】
【正解】a, e
【解説】b, c, d：誤り．Ramfjordによる改良型Widmanフラップ手術の論文（1974年）には，LevineのGingi-

val Fiber Retention（1972年）と同じ概念，すなわち，骨頂付近に付着している結合組織を損傷しないように注意することが明記されている．

【問題23・正解と解説】
【正解】a
【解説】b，c，d，e：誤り．歯周組織再生療法（GTR法）では物理的なバリアー効果で上皮のダウングロースを防ぐ間に中胚葉性組織の増殖および分化を促進することが基本概念である．

【問題24・正解と解説】
【正解】e
【解説】a，b，c，d：誤り．部分層弁を形成して歯肉弁根尖側移動術を行うことで付着歯肉幅が拡大でき，歯槽骨切除することで，生物学的幅径，Ferrule効果を確保できる．臨床的歯冠長延長術と同じ結果が得られる．

【問題25・正解と解説】
【正解】a，b
【解説】c，d，e：誤り．Levineによって報告されたGingival Fiber Retentionの概念（1972）は素晴らしいが，当時は実践が困難であった．拡大鏡と回転切削バーを用いれば，実践が可能になる．

【問題26・正解と解説】
【正解】c
【解説】a，b，d，e：誤り．隣接面部の歯肉退縮および頰側の根露出の程度から，根面被覆は困難であり，さらなる歯肉退縮を防止可能とする遊離歯肉移植術の適応症となる．

【問題27・正解と解説】
【正解】a
【解説】b，c，d，e：誤り．縦切開を行い，全部層弁を形成しているため，b，c，dは除外でき，歯肉退縮部に隣接する歯肉弁も開けていることからeも除外できる．

【問題28・正解と解説】
【正解】d
【解説】a，b，c，e：誤り．歯間乳頭部の軟組織を保存してパウチ（袋）を形成して結合組織を部分層弁の下側に滑り込ませるTunnel法を選択する．ただし，歯肉退縮が重度である場合には確実な根面被覆が難しい．

【問題29・正解と解説】
【正解】a，b，c
【解説】d，e：誤り．歯髄の生死，アタッチメント・ロスの程度および歯槽骨吸収の程度を確認する．動揺度および打診痛からは診断に有益な判断材料が得られにくい．

【問題30・正解と解説】
【正解】a
【解説】b，c，d，e：誤り．頰側の根分岐部病変2度に対してはGTR法が最適応になる．

【問題31・正解と解説】
【正解】a，c，e
【解説】b，d：誤り．歯間部の骨吸収がなく，歯間乳頭部からの血液供給が期待できるMillerの歯肉退縮の分類クラス1，2は根面被覆の適応症である．Millerの歯肉退縮の分類クラス3は部分的な根面被覆の適応症である．Millerの歯肉退縮の分類クラス4は手術適応ではない．

【問題32・正解と解説】
【正解】a，c，d
【解説】b，e：誤り．bのバイトプレートの装着は対合歯と抵触してしまい，eの削合はさらに対合歯を挺出させてしまう．どちらも咬合再構築の妨げとなる．

【問題33・正解と解説】
【正解】a，c，e

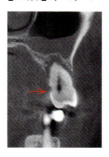

【解説】b，d：誤り．楔状欠損が認められるのは上顎左

側第二小臼歯である(前頁の図矢印参照).また上顎左側犬歯に透過像は認められない.

【問題34・正解と解説】
【正解】c
【解説】a,b,d,eは記載されている.AAPコンセンサスレポートでは「複合治療のメリットはある」とされている.

【問題35・正解と解説】
【正解】b
【解説】a,c,d,e:誤り.デンタルエックス線画像における近心根歯根膜腔の均等な拡大像から歯根破折であることが推測される.根分岐部の透過像からcの根分岐部病変と単純に判断してはいけない.歯周ポケットが深くないことからも可能性は低い.患歯は失活歯であるが,根管治療は適切に行われており,根尖部透過像を認めないことからd,eも該当しないことがわかる.歯肉腫脹からaの歯周膿瘍を疑うのはあまりに短絡的である.このような症例の場合,歯根破折を含めた複数の原因を想定し検査を行い,病態を特定する臨床推論の能力を鍛える必要がある.

【問題36・正解と解説】
【正解】b,c,d,e
【解説】aのSPT以外のすべてを行う.

本書の理解度確認テストの評価

正解数	評価
全問正解	S
33問以上正解	A
32〜30問正解	B
29〜26問正解	C
25〜22問正解	D
21〜18問正解	E
17問以下正解	F

索引
（五十音・欧文の順）

あ
悪臭・・・・・・・・・・・・・・・・・・・・・・・・・・・・68
悪習癖・・・・・・・・・・・・・・・・・28，85，132
アタッチメントレベル・・・・・・・・・・・・・・・135
アドヒアランス（Adherence）・・・・・・・・・・44
アブダクション・・・・・・・・・・・16，51，54
アンテリアガイダンス・・・・・・・・・・69，132
暗黙知（Tacit Knowledge）・・・・・12，23，24，36，38，40，145

い
医科歯科連携・・・・・・・・・・・・・・・・・・・・・68
医原病・・・・・・・・・・・・・・・48，49，62，64
石井正敏【人名】・・・・・・・・・・・・・16，142
一口腔単位の治療方針・・・・・・・23，73，74
意図的再植・・・・・・・・・・・・・・・・・・・・・137
易罹患性宿主・・・・・・・・・・・・・・・58，134
インプラントオーバーデンチャー・・・・・・・113
インプラント周囲炎・・110，114，115，116，117
インプラント周囲粘膜炎・・・・・・・・・・・・・115
インプラント治療・・・・・・・・・・44，47，130

う
ウインクル・・・・・・・・・・・・・・・・・・・・・・・12
後ろ向きの推論・・・・・・・・・・・・・・・・・・・51
運針・・・・・・・・・・・・・・・・・・・・・・・・・・・93

え
疫学・・・・・・・・・・・・・・・・・・・・・・・・・・・・9
壊死性潰瘍性歯肉炎・・・・・・・・・・・・・・・59
エナメルマトリックスタンパク質・・・107，121，122
エビデンスのヒエラルキー・・・・・・・・13，35
エビデンスレベル・・・・・・・・・35，87，123
エビデンスを得難い因子・・・・・・・・27，28
演繹法・・・・・・・・・・・・・・・・・・・・・12，51

お
オーシャンビンチゼル・・・・・・・・・・・・・・・92
オッカムの剃刀・・・・・・・・・・・・・・・50，51
オルバンナイフ・・・・・・・・・・・・・・・・・・・90

か
外傷性咬合・・・・・・・・・・・・・・・・・69，136
外傷性歯肉炎・・・・・・・・・・・・・・・・・・・60
科学・・・・・・・・・・・・・・・・・・・・・・12，20
科学的な根拠に基づく医療・・・・・・・・・・・36
確率と意思決定の科学・・・・・・・・・・・・・14
カストロビージョ型の持針器・・・・・・・・・・92
角化歯肉・・・・・・・・・・・・・・・・・・・・・・103
角化粘膜・・・・・・・・・・・・・・・106，107
患歯の保存的治療・・・・・・・・・・・・・・・・72
患歯のリスク評価・・・・・・・・・・・・・・・・73

患者教育・・・・・31, 45, 62, 76, 99, 111, 134, 135, 145

患者のコンプライアンス・・・・・26, 28, 29, 44, 123, 140

患者の性格・・・・・・・・・・・・・・・・・・・・・・・・・135

患者の分類・・・・・・・・・・・・・・・・・・・・・・68, 73

患者の満足度・・・・・・・・・・・・・・・・・・・・・・・123

感染根管治療即日根管充填・・・・・・・・・・・・130

感染症・・・・・・・・・・・・・・・・・・・・・・・・・・・・・20

感染性心内膜炎・・・・・・・・・・・・・・・・・・・・・・58

感染を考慮したインプラントとコーヌス義歯を併用した歯周治療・・・・・・・・・・・・・・・・・・・112

き

帰納的推論・・・・・・・・・・・・・・・・・・・・・・・・・・16

帰納法・・・・・・・・・・・・・・・・・・・10, 12, 36, 51

逆スピー・・・・・・・・・・・・・・・・・・・・・・・・・・・124

キャリア・プラトー・・・・・・・・・・・・・・・・17, 18

矯正治療・・・・・・・・・・・・85, 86, 87, 130, 131

矯正用アンカー・・・・・・・・・・123, 126, 128, 132

虚偽の原因の誤謬・・・・・・・・・・・・・・・・・・・・52

く

楔状欠損・・・・・・・・・・・・・・・・・・・・41, 42, 66

グループ・ファンクション（Group Function）
・・・・・・・・・・・・・・・・・・・・・・・12, 84, 85, 87

グレーゾーン・・・・・・・・・・・・・・・・・59, 72, 82

クレンチング・・・・・・・・・・・・・・・・・・・・・・・115

クロスアーチブリッジ・・・・・・・・・・・・・・・・122

け

経験則・・・・・・・・・・・・・・・・・・・・・・・・・36, 70

経験譚・・・・・・・・・・・・・・・・・・・・・・・・・・・・・36

経験知・・・・・・・・・・・・・・・・・・・・・・・・・・・・・23

形式知（Explicit Knowledge）・・・12, 23, 24, 27, 36, 40, 145

限局型侵襲性歯周炎・・・・・・・・・・・・・・・・・・62

健康寿命の延伸・・・・・・・・・・・・・・・・・・20, 143

健康文化（度）・・・・・33, 45, 60, 64, 134, 142, 143, 145

言語世界・・・・・・・・・・・・・・・・・・10, 24, 80, 81

犬歯誘導・・・・・・・・・・・・・・・・・・・・・・・85, 87

こ

コーヌス・テレスコープ義歯・・・・・・・・・・・・113

降圧剤・・・・・・・・・・・・・・・・・・・・・・59, 60, 112

口腔インプラント・・・・・・・・・・・・・・・・・・・・20

口腔インプラント治療・・・72, 110, 111, 120, 123, 125

高血圧・・・・・・・・・・・・・・・・・・・・・・・・・・・・・60

後件肯定の誤謬・・・・・・・・・・・・・・・・・・・・・51

咬合機能の回復・・・・・・・・・・・・・・・・・・・・・49

咬合挙上・・・・・・・・・・・・・・・・・・・・・・・・・・124

咬合診査・・・・・・・・・・・・・・・・・・・・66, 68, 112

咬合平面・・・・・・・・・・・・・・・・・・・・・・・・・・123

咬合理論・・・・・・・・・・・・・・・・・・・・・・・・・・・58

口臭（Mouth Odor）・・・・・・・・・・・59, 68, 69

抗生物質・・・・・・・・・・・・・・・・・・・・・・・・・・・58

広汎型侵襲性歯周炎・・・・・・・・・・・・・・62, 63

誤診・・・・・・・・・・・・・・・・・8, 13, 26, 48, 49

誤診率・・・・・・・・・・・・・・・・・・・・・・・・・・・・・48

INDEX

個体医療・・・・・・・・・・・・・・・・・・・42, 50, 135
骨感覚受容（Osseoperception）・・・・・・・・・117
骨外科・・・・・・・・・・・・・・・・・・・・・・96, 100
骨増大術・・・・・・・・・・・・・・・・・・・・・・130
言葉の治療・・・・・・・・・・・・・・・・・・・・・33
コンプライアンス・・・34, 44, 59, 63, 64, 68, 104, 110, 128, 134, 142, 144
根分岐部病変・・・・・・・・・・・・・・・・・・・136
根面被覆・・・・・・・・・・・・・・・31, 92, 96, 107

さ

逆手・・・・・・・・・・・・・・・・・・・・・・・92, 93
擦過傷・・・・・・・・・・・・・・・・・・・・・・・60
暫間固定・・・・・・・・・・・・・・・・・・・・・111

し

歯圧痕・・・・・・・・・・・・・・・・・・・・85, 132
歯科医学・・・・・・・・・・・・・・・・・・・・・・8
自家骨移植・・・・・・・・・・・・・・・・・・・・100
歯科治療・・・・・・・・・・・・・・・・・・・・・・8
歯科用小照射コーンビームCT装置（歯科用CT）・・・・・・・・・・・・・・・・・・・・・・・・・70
歯周医学・・・・・・・・・・・・・・・・・・・・・20
歯周炎・・・・・・・・・・・・・・・・・59, 61, 66
歯周基本治療・・・・・・・・・・・33, 58, 82, 86
歯周形成外科療法・・・・・・・・・・・・・102, 104
歯周外科治療・・・・・・・・・・・・・33, 94, 106
歯周疾患・・・・・・・・・・・・・・・・・・・59, 66
歯周組織再生療法・・・・・・・・・20, 96, 97, 98
歯周治療・・・・・・・・・・・・・・・・・・・58, 62
歯周治療学・・・・・・・・・・・・・・・8, 16, 20
歯周治療における10のドグマ・・・・・・15, 52, 98
歯周病・・・・・・・・・・・・・・・・・・・・20, 74
歯周病学・・・・・・・・・・・・・・・・・8, 16, 20
歯周病の異常咬合原因説・・・・・・・・・・26, 33
歯周病の規則性・・・・・・・・・・・・・・・・・28
歯周病のリスク評価ダイアグラム・・・・・・・・29
歯周病の臨床的検査・・・・・・・・・・・・・66, 68
歯周補綴・・・・・31, 33, 44, 58, 110, 120, 125
歯周補綴治療・・・・・・・・44, 47, 120, 124, 129
歯槽骨切除術・・・・・・・・・・・・・・・・・・145
実験医学・・・・・・・・・・・・・・・・・・・・・9
実在世界・・・・・・・・・・・・10, 25, 47, 80, 81
歯内―歯周複合病変・・・・・・・73, 99, 136, 139
歯肉炎・・・・・・・・・・・・・・・・・・・・59, 66
歯肉縁下う蝕・・・・・・・・・・・・・・・・・・44
歯肉歯槽粘膜境（MGJ：Mucogingival Junction）
・・・・・・・・・・・・・・・・・・・・103, 104, 106
歯肉切除術・・・・・・・・・・・・・・・・44, 96, 100
歯肉増殖症・・・・・・・・・・・・・・・・・・・・59
歯肉弁根尖側移動術（APF：Apically Positioned Flap surgery）・・・・・・・・44, 96, 97, 101, 104
歯肉弁歯冠側移動術・・・・・・・・・・・・・・・108
歯肉弁側方移動術・・・・・・・・・・・・・・・・107
自発痛・・・・・・・・・・・・・・・・・・・・・・59
ジメチルサルファイド・・・・・・・・・・・・・・69
シュガーマンファイル・・・・・・・・・・・・・・92
守・破・離・・・・・・・・・・・・・・・・・・18, 31
手用スケーラー・・・・・・・・・・・・・・・・・90
順手・・・・・・・・・・・・・・・・・・・・・92, 93
人工骨・・・・・・・・・・・・・・・・・・・・・100
侵襲性歯周炎・・・・・・・・・40, 60, 61, 62, 134

診断的治療・・・・・・・・44, 48, 54, 73, 82, 138

す
スーパーフロス・・・・・・・・・・・・・・・・・・76, 77
垂直思考・・・・・・・・・・・・・・・・・・・・・・・・・24
垂直的骨吸収・・・・・・・・・・・・・・・・・・・・136
水平思考・・・・・・・・・・・・・・・・・・・・・・・・・24
睡眠時無呼吸症候群・・・・・・・・40, 41, 144
数量化派・・・・・・・・・・・・・・・・・・・・・・・・・10
スケーリング・・・・・・・・・・・・・・・・・・・・・・79
ストレス・・・・・・・・・・・・・・・・59, 135, 144
ストレス―行動―免疫モデル・・・・・・・・135
スピーの彎曲・・・・・・・・・・・・・・・117, 123

せ
生活習慣病・・・・・・・・・・・・・・・・・・・・31, 46
生物学的幅径の確保・・・・・・44, 73, 101, 104
切除療法・・・・・・・・・・・・・・・・・・・・96, 123
切端咬合・・・・・・・・・・・・・・・・・・・・・・・・62
セメント質剥離・・・・・・・・・・34, 52, 55, 121
前後即因果の誤謬・・・・・・・・・・・・・・・・・51
全部層弁・・・・・・・・・・・・・・89, 90, 91, 104
戦略的抜歯・・・・・・・・・・・・・・・・・・・・・119

そ
早期抜歯パラダイム・・・・・・・・11, 22, 73, 119

た
第三世代のセフェム系抗生物質・・・・・・・・58
体臭（Body Odor）・・・・・・・・・・・・・・・・68

多因子性の慢性炎症性疾患・・・・・8, 9, 26, 28, 51, 70
多様性（Heterogeneity）・・・・・・・・・・・・・27
単純性歯肉炎・・・・・・・・・・・・・・・・・・・・・59

ち
置換医療・・・・・・・・・・・・10, 22, 31, 49, 62
直観・・・・・・・・・・・・・・・・・・・・・・・・24, 37
直観的診断・・・・・・・・・・・・・・・・・・・51, 55
直感派・・・・・・・・・・・・・・・・・・・・・・・・・・9
治療の予測性・・・・・・・・・・・・・・・・・・・・73

て
適応性無意識・・・・・・・・・・・・・・・・・・・・37
デブライドメント（Debridement）・・15, 33, 79, 80, 81, 82, 83, 86, 93, 98, 121, 128, 142
デブライドメント用バー・・・・・・・・・・・・・90
天疱瘡・・・・・・・・・・・・・・・・・・・・・・・・・60

と
動揺度・・・・・・・・・・・・・・・・・・・・・82, 111
ドグマ・・・・・・・・・・・・・・・13, 14, 16, 52

な
長い上皮性付着・・・・・・・・・・・・・・・・44, 97
難治性歯周炎・・・・・・・・・・・・・・・・64, 134

に
日本歯周病学会・・・・・・・・・・・・・・・31, 134
日本の医学部100年問題・・・・・・・・・・・・11
日本の歯学部100年問題・・・・・・・・11, 22, 49

INDEX

認知行動療法・・・・・・・・・・・・・・・・・・・・35, 64

ね
粘膜剥離子・・・・・・・・・・・・・・・・・・・・・・・・・・90

は
バイオフィルム・・・・・・・・・・・13, 78, 79, 100
バイオフィルム感染症・・・・・・・・・・・・・・・・21
バイトプレート・・・・・・・・・・・・・34, 128, 144
ハイリスク患者・・・・・・・・・・・・・・・・134, 135
ハイリスク歯・・・・・・・・・・・・・・・・・135, 136
ハイリスク部位・・・・・・・・・・・・・・・134, 140
破骨鉗子・・・・・・・・・・・・・・・・・・・・・・・・・・・・92
パターン認識による仮説的診断・・・・・・・・52
白血病性歯肉増殖症・・・・・・・・・・・・・・・・・・60
抜歯の基準・・・・・・・・・・・・・・・・・・・・・・・・119
パラダイムシフト・・・・・・・・・・・10, 15, 26
パラファンクション・・・・・・12, 26, 34, 64, 87
反証可能性・・・・・・・・・・・・・・・・・・・・・・・・・・13

ひ
非う蝕による歯の欠損(Non-Carious Cervical Lesions)
・・・・・・・・・・・・・・・・・・・・・・・・・・・・・・・・・・・・12
低いDental IQ・・・・・・・・26, 125, 129, 134, 139
ヒッカムの格言・・・・・・・・・・・・・・・・・50, 51
非プラーク性歯肉炎・・・・・・・・・・・・・59, 60
ヒューリスティックス(Heuristics)・・・・・・・・51
病的な歯の移動(PTM: Pathologic Tooth Migration)
・・・・・・・・・・・・・・・・・・・・・・・・・・・・・・・・・・・・85

ふ
フェイスボウ・トランスファー・・・69, 112, 117
不確実性・・・・・・・・・・・・・8, 9, 36, 50, 54, 73
複雑系(カオス)の理論・・・・・・・・・・・・・・・・26
複雑性歯肉炎・・・・・・・・・・・・・・・・・・・・・・・・59
付着歯肉・・・・・・・・・・・・・・・・・・・・・・44, 103
部分層弁・・・・・31, 90, 91, 92, 104, 106, 145
部分層弁の根尖側移動術(MARF: Modified Apically Repositioned Flap technique)・・・・・・・・・・・・・・104
プラーク・・・・・・・・・・・・・・・・・・・・・・・26, 59
プラークコントロール・・・・・・・・・76, 78, 79, 82, 83, 84, 88, 96, 97, 100, 103, 104, 106, 108, 111, 112, 113, 119, 123, 128, 142
プラーク性歯肉炎・・・・・・・・・・・・・・・・・・・・59
ブラキシズム・・・・・・・・・・・・・・・・・・・・・・・・41
ブラッシング指導・・・・・・・・・・・・・・・・・・・・77
フラップ手術・・・・・・・・・・・・・・・・・・・96, 145
プロービング圧・・・・・・・・・・・・・・・・・66, 67
プロービング時の出血・・・・・・・・・・・・・・・・66
プロビジョナル・レストレーション・・84, 112, 113, 124, 126, 128, 131
分析的診断・・・・・・・・・・・・・・・・・・・・・・・・・・51

へ
米国歯周病学会・・・・・・・・・・・・・・64, 110, 134
ヘガール型の持針器・・・・・・・・・・・・・・・・・・92
ペングリップ・・・・・・・・・・・・・・・・・・・・・・・・89
扁平苔癬・・・・・・・・・・・・・・・・・・・・・・・・・・・・60

ほ
ボーンサウンディング・・・・・・・・・・・・・・・・88

包括的歯周治療・・・・・・・・・・・・・31, 87, 110, 120
縫合糸・・・・・・・・・・・・・・・・・・・・・・・・・・・・・93
縫合針・・・・・・・・・・・・・・・・・・・・・・・・・・・・・93
ポケット減少療法・・・・・・・・・・・・・・・・・・97
ポケット除去療法・・・・・・・・・・・・・・・・・・97
保存治療・・・・・・・・・・・・・・・・・・・・・・・・・・22

ま
慢性歯周炎・・・・・・・・・・・・・・・61, 104, 121

み
ミニブレード・・・・・・・・・・・・・・・・・・・・・・90
ミューチュアリー・プロテクテッド・オクルージョン(Mutually Protected Occlusion)・・・・85, 86

め
メカニズム派・・・・・・・・・・・・・・・・・・・・・・・9
目からの刺激・・・・・・・・・・・・・・・・・・・・・77
メタボリック・ドミノ反応・・・・・・・・20, 21
メチルメルカプタン・・・・・・・・・・・・・・・69
メンター(Mentor)・・・18, 21, 24, 30, 36, 94, 95
メンターシップ(Mentorship)・・・・・・・・・18

も
モデル検証法・・・・・・・・・・・・・・・・・・・・・13

や
薬物依存性歯肉増殖症・・・・・・・・・・58, 59

ゆ
遊離結合組織移植術・・・・・・・・・・・・・・107
遊離歯肉移植術(FGG：Free Gingival Graft)・・・・
31, 92, 96, 102, 103, 104, 107, 123, 127, 128, 145

よ
要素還元主義・・・・・・・・・・・・・・・・・・9, 10
要素還元主義的思考・・・・・・・10, 20, 51, 68
予防・・・・・・・・・・・・・・・・・・・・・・・・・・・・・22

ら
ラーニングカーブ・・・・・・・・・・・・・・・・・17
ランダム・ウォークモデル・・・・・・・・・・26

り
リスク因子・・・・28, 31, 34, 64, 66, 97, 100, 123, 129, 132, 135, 136, 144
リスク管理・・・・・・・・・・・・・・・・・・135, 142
リスク評価・・・・・・・29, 43, 49, 70, 134, 135
リスク評価ツール・・・・・・・・・・・・・・・・・29
リューダース帯・・・・・・・・・・・・・・・・12, 15
硫化水素・・・・・・・・・・・・・・・・・・・・・・・・・69
臨床推論・・・・・・・・33, 40, 50, 51, 52, 54, 55
臨床的歯冠長延長術・・・・・・・・・・・・・・・44

る
ルートクリーニング(Root Cleaning)・・・・・・・・81
ルートセパレーション・・・・・・・・・・・・131
ルートプレーニング(Root Planing)・・64, 79, 81

INDEX

わ

ワルファリンカリウム · · · · · · · · · · · · · · 58, 144

欧文

A
AAPコンセンサスレポート · · · · · · · · · · · · · · 140

B
BOP(Bleeding on Probing) · · · · · · · · · · · · · · · · 66
BRONJA · 58

C
CBCT画像 · 12, 58
CEJ(Cement-Enamel Junction：セメント-エナメル境) · 41, 122
Compromised Teeth(易感染性歯) · · · · · · · · · · · · 72

D
DCS(Dental Compression Syndrome) · · · · · · · · · 34
Disintegration · · · · · · · · · · · · · · · 34, 114, 115
Down Hill(予後悪化)群 · · · · · 38, 43, 44, 116, 140, 143

E
EBM(Evidence-Based Medicine) · · · 9, 10, 18, 31, 36, 39, 43, 50, 52, 54, 58
EBP(Evidence-Based Policy：根拠に基づいた医療政策) · 37
Eichnerの分類 · 127

Extremely Down Hill(予後の極端な悪化)群 · · · · · 38, 44, 63, 116, 140, 143

F
FCTG(Free Conective Tissue Graft) · · · · 106, 108
Ferrule(帯環)効果 · · · · · · · · · · · · · · · 73, 88, 105
Fiber Retention Therapy · · · · · · · · · · · · · 127, 128
Fiber Retentionの概念 · 97

G
GBR法 · · · · · · · · · · 33, 128, 130, 131, 144
Gordon Guyatt【人名】 · · · · · · · · · · · · · · · · · · 36
Greene Vardiman Black【人名】 · · · · · · · · · · · · 17
GTR法 · 107, 136

H
Hopeless Tooth(Hopeless Teeth) · · · 22, 31, 40, 90, 99, 113, 119, 121, 124, 129, 131, 143, 144
Human Preparation · · · · · · · · · · · · · · 33, 88, 145

L
Langer & Langer法 · 108
Linear(直線)理論 · 26
Löe (Harald Löe)【人名】 · · · · · · · · · · · 10, 26

M
Melcherの仮説 · 16
MELONJ · 58
Mentorship · 18
Micheal Polanyi【人名】 · · · · · · · · · · · · · · · · · · 23

Millerの歯肉退縮の分類 ･･･ 106, 107, 108, 109
MI(Minimal Intervention)概念 ････････････ 95
Morton Amsterdam【人名】･･･････ 16, 120

N

NBM(Narrative-Based Medicine) ･･･ 10, 18, 40, 43, 50
Non-Linear Chaotic Model ･････････ 26, 43
Non-Linear説 ････････････････････ 27, 83
Non-Linearなバースト理論 ･････････････ 26

O

Osseointegration ････････････････････ 16

P

Pauch法 ････････････････････････ 108
Peri-implantitis ･･････････････････････ 16
Periodontics ･････････････････････ 20
Periodontology ･････････････････････ 20
PISA(Periodontal Inflamed Surface Area) ･････ 68

R

Ramfjord(Sigurd P.Ramfjord)【人名】････ 15, 52, 83, 95, 97, 98, 99
Rothmanの因果のパイモデル ･･･････････ 51

S

Scheiの骨吸収指数 ････････････････ 69
Simonの分類 ･････････････････････ 136
SPT(Supportive Periodontal Therapy) ･･･ 15, 28, 40, 115, 128, 132, 140, 142

T

TBI(Tooth Brushing Instruction) ･･････････ 80
TCH(Tooth Contacting Habit) ･････････ 34
Tunnel法 ････････････････････････ 108

W

Well Maintained(予後良好)群 ････ 38, 44, 140, 143
Widman改良型フラップ手術 ･･････ 95, 97, 98
William Osler【人名】･･････････････ 8, 49

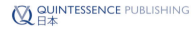

考えるペリオドンティクス
病因論と臨床推論から導かれる歯周治療

2018年4月10日　第1版第1刷発行

著　　者　高橋慶壯
　　　　　たかはしけいそう

発 行 人　北峯康充

発 行 所　クインテッセンス出版株式会社
　　　　　東京都文京区本郷3丁目2番6号　〒113-0033
　　　　　クイントハウスビル　電話(03)5842-2270(代表)
　　　　　　　　　　　　　　　　(03)5842-2272(営業部)
　　　　　　　　　　　　　　　　(03)5842-2279(編集部)
　　　　　web page address　http://www.quint-j.co.jp/

印刷・製本　サン美術印刷株式会社

Ⓒ2018　クインテッセンス出版株式会社　　　禁無断転載・複写
Printed in Japan　　　　　　　　　　　　　落丁本・乱丁本はお取り替えします
ISBN978-4-7812-0613-4　C3047　　　　　　定価はカバーに表示してあります

歯周治療に苦手意識を持つ歯科医師に贈る!!
歯周治療 失敗回避のためのポイント33

—なぜ歯周炎が進行するのか、なぜ治らないのか—　　高橋慶壮｜著

失敗回避のための33のポイントを押さえて、「どうしても治らない」といった悩みを解決!!

　歯周治療には外科的および内科的な知識と治療技術の両面を実践することが必要です。そこで、本書では歯周治療がよくわからない、歯周外科治療をやったことがないので手が出しにくいという歯科医師を対象に、患者ごとの歯周疾患のリスク評価の実践方法と、患者のコンプライアンスを得て治療を進めていくための説明や方法論などを診断編で10ポイント、歯周基本治療編で10ポイント、歯周外科治療編では13ポイントの合計33ポイントに分類して具体的に解説していきます。

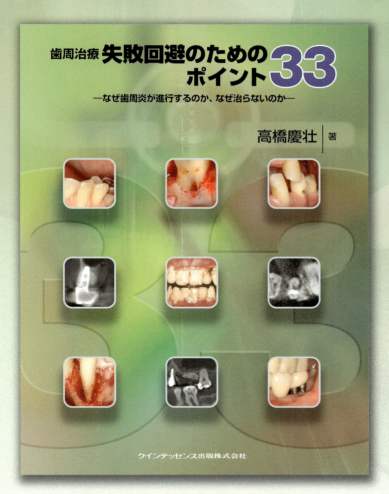

多くの症例写真・イラストで
歯周治療のコツを読み取る

CONTENTS

第1部　診断編：Diagnostic Edition 1～10
- 歯周病の病因論
- 歯周疾患進行の理論的モデル
- 歯周病のリスク因子
- 歯周病のリスク評価
- 歯周病とインプラント周囲炎の関連
- 歯周病の診査方法
- 「患者の分類」から考える歯周治療の可能性と限界

　　　　　　　　　　　　　　ほか3ポイント

第2部　歯周基本治療編：Periodontal Treatment Edition 1～10
- 歯周基本治療に必要な臨床スキル
- 患者教育
- プラークコントロールの実際
- 診療語録集
- 歯周治療前処置1
- 非外科的治療の限界と歯周外科療法の選択
- 診断と治療におけるコーンビームCTの有用性

　　　　　　　　　　　　　　ほか3ポイント

第3部　歯周外科治療編：Periodontal Surgery Edition 1～13
- 歯周外科治療に必要なスキル
- 外科治療に必要な器具・器材
- 各治療ステップのポイント
- 歯周形成外科手術（遊離歯肉移植術と結合組織移植術）の適応症と禁忌症
- 歯周組織再生誘導法（GTR法）
- 歯周組織再生療法のコンビネーション治療
- 歯周─歯内複合病変

　　　　　　　　　　　　　　ほか6ポイント

●サイズ：A4判変型　●216ページ　●定価　本体13,000円（税別）

クインテッセンス出版株式会社

考える エンドドンティクス
根管形成と根管充填の暗黙知と形式知

高橋慶壮：著

自分の行った治療を見直そう！！

　根管治療では、ほかの外科治療と同様に知識や理論を学んだだけでは必ずしも良い治療結果は得られません。根管系の多様性を勘案すれば、同じ根管は存在しないわけですから、学んだ知識に基づいて患歯の三次元的な根管系をイメージしつつ、予測と異なった場合には、臨機応変に戦略を切り替える必要があります。

　本書は根管治療における「経験」「勘」や「コツ」、すなわち根管治療における著者の個人的知識と経験、換言すれば、言語化することが難しい「暗黙知」の部分を書籍という「形式知」として表現することを試みました。

　また本書の内容を一読して終わることがないよう、内容が理解できているかを確認するために、「本書の理解度確認テスト」を掲載しました。ぜひ挑戦してみてください。

目次

Part 1 レベルアップするための暗黙知
- No.1　根管治療の腕前
- No.2　根管治療の理論と実践
- No.3　根管治療の腕を上げる法則
- No.4　根管治療の定石
- No.5　根管治療に必要な知識
- No.6　知識と思考過程の再構成
- No.7　経験を通して得られるもの

Part 2 確かな根管治療実践のための形式知
- No.8　根管形成の定義と術式
- No.9　根管の拡大形成法
- No.10　根管の拡大形成法のポイント
- No.11　歯冠部分の形成
- No.12　歯髄腔へのアプローチ
- No.13　軸壁形成
- No.14　根管部分の形成
- No.15　根尖孔の穿通
- No.16　生理学的根尖孔の決定
- No.17　アピカルシート（apical seat）
- No.18　再帰ファイリング（recapitulation, apical patency）
- No.19　根管洗浄
- No.20　根管拡大の方向性
- No.21　根管の切削
- No.22　トラブルシューティング
- No.23　根管充填
- No.24　垂直加圧根管充填
- No.25　側方加圧根管充填
- No.26　根管治療を繰り返さない

Part 3 本書の理解度確認テスト
- 問題
- 正解と解説

●サイズ：A4判変型　●112ページ　●定価　本体7,600円（税別）

QUINTESSENCE PUBLISHING 日本

クインテッセンス出版株式会社

〒113-0033　東京都文京区本郷3丁目2番6号　クイントハウスビル
TEL 03-5842-2272（営業）　FAX 03-5800-7592　http://www.quint-j.co.jp/　e-mail mb@quint-j.co.jp